中国中医科学院"中坦中医药试治艾滋病
专项工作评估与展望研究"课题成果（GH201813）

中国—坦桑尼亚中医药防治艾滋病
30年史话

张子隽　周洪伟　主编

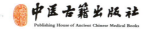

图书在版编目（CIP）数据

中国—坦桑尼亚中医药防治艾滋病30年史话/张子隽，周洪伟主编．—北京：中医古籍出版社，2022.6
ISBN 978-7-5152-2472-5

Ⅰ．①中… Ⅱ．①张… ②周… Ⅲ．①获得性免疫缺陷综合征—中医治疗法—概况—中国、坦桑尼亚 Ⅳ．① R259.129.105

中国版本图书馆CIP数据核字（2022）第044773号

中国—坦桑尼亚中医药防治艾滋病30年史话

张子隽　周洪伟　主编

策划编辑	李　淳
责任编辑	吴　迪
封面设计	谢定莹
出版发行	中医古籍出版社
社　　址	北京市东城区东直门内南小街16号（100700）
电　　话	010-64089446（总编室）010-64002949（发行部）
网　　址	www.zhongyiguji.com.cn
印　　刷	河北文曲印刷有限公司
开　　本	710mm×1000mm　1/16
印　　张	11.75　彩插　12面
字　　数	159千字
版　　次	2022年6月第1版　2022年6月第1次印刷
书　　号	ISBN 978-7-5152-2472-5
定　　价	68.00元

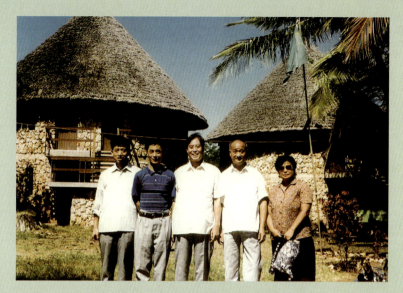

图1 1987年首批赴坦桑尼亚的中医专家

（从左至右：薛伯寿　陆广莘　张洪齐　苏诚炼　丁梦莉）

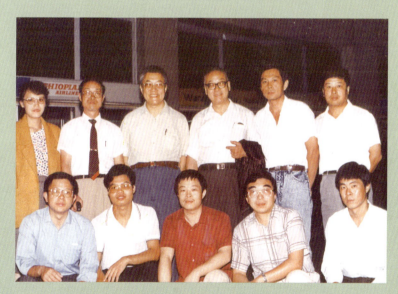

图2 1991年国家中医药管理局及中国中医研究院代表团
　　看望部分第二、第三批赴坦桑尼亚专家

（后排从左至右：胡丽华　张瑞祥　吕维柏　唐由之等
前排从左至右：宋春生　周志宽　李国勤等）

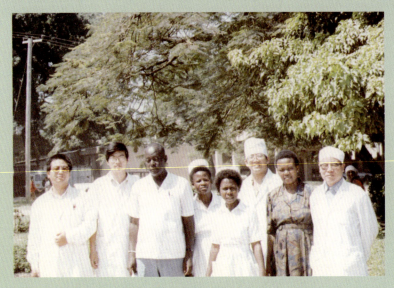

图3　1993年部分第四、第五批赴坦桑尼亚专家与莫西比利国立医院医护人员合影

（左一：王振坤　左二：顾永华　右一：许铣　右三：王健）

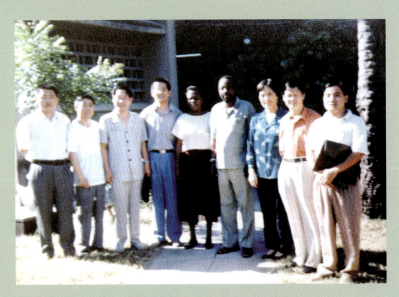

图4　1996年部分第六、第七批赴坦桑尼亚专家合影

（左一：于智敏　左二：张永祥　左三：张洪林　左四：王健
　右一：刘国　右二：李国勤　右三：张莅峡）

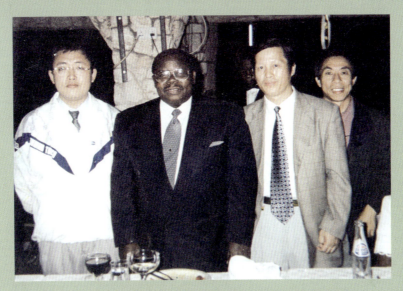

图5 1998年部分第七批赴坦桑尼亚专家与时任坦桑尼亚总统本杰明·威廉·姆卡帕（Benjamin William Mkapa）合影

（左一：于智敏 右一：张永祥 右二：李国勤）

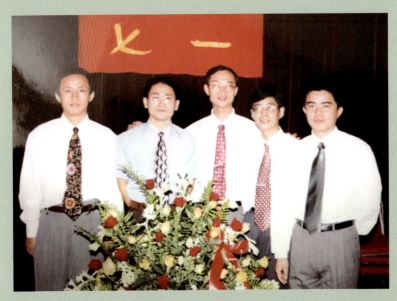

图6 1999年部分第八、第九批赴坦桑尼亚专家与山东医疗队专家在坦庆祝党的生日

（左一：孙利民 左三：危剑安 右一：张维）

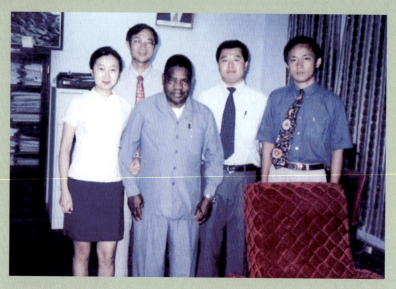

图7　2000年第九批赴坦桑尼亚专家与时任坦桑尼亚卫生与社会福利部部长合影
（左一：苏小游　左二：危剑安　右一：孙利民　右二：唐开天）

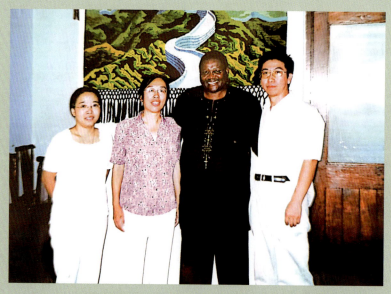

图8　2004年第十一批赴坦桑尼亚专家与时任南非驻坦大使合影
（左一：薛柳华　左二：王敏　右一：白文山）

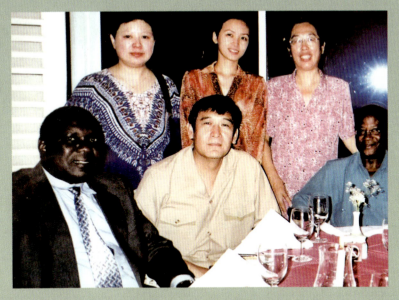

图9　2005年部分第十一、第十二批赴坦桑尼亚专家与坦卫生与社会福利部官员及中国驻坦经代处代表合影

（后排左一：黄霞珍　右一：王敏）

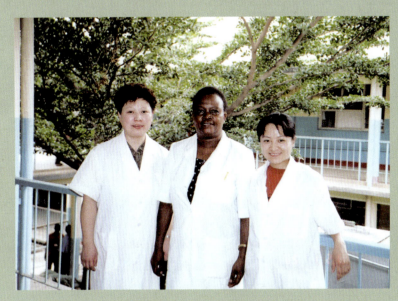

图10　2006年部分第十二批赴坦桑尼亚专家与坦医务人员合影

（左一：黄霞珍　右一：周伟）

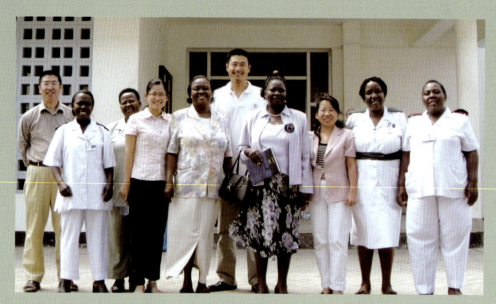

图 11　2008 年部分第十三、第十四批赴坦桑尼亚专家与莫西比利国立医院医务人员合影

（左一：白文山　左四：梁碧颜　右三：杨凤珍　右五：魏文斌）

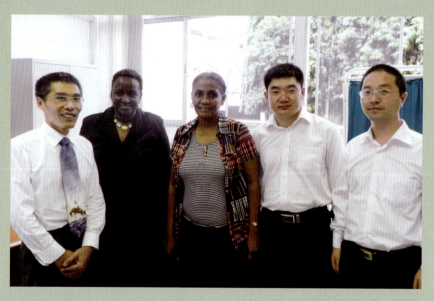

图 12　2011 年第十五批赴坦桑尼亚专家组与坦医务人员合影

（左一：段长春　右一：郑志攀　右二：李政伟）

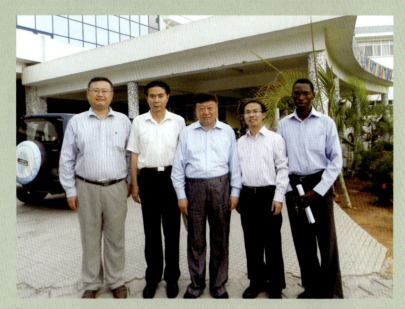

图13 2013年国家中医药管理局代表与第十六批赴坦桑尼亚专家组合影

（左一：宋春鑫　左二：姜在旸　左三：吴刚　右二：李鹏宇）

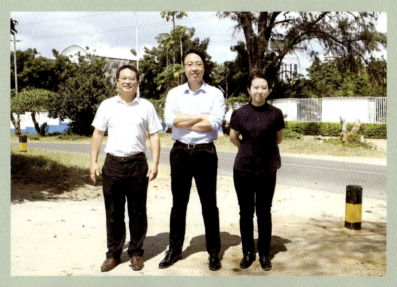

图14 2017年第十七批赴坦桑尼亚专家组合影

（从左至右：王国华　付征　张月）

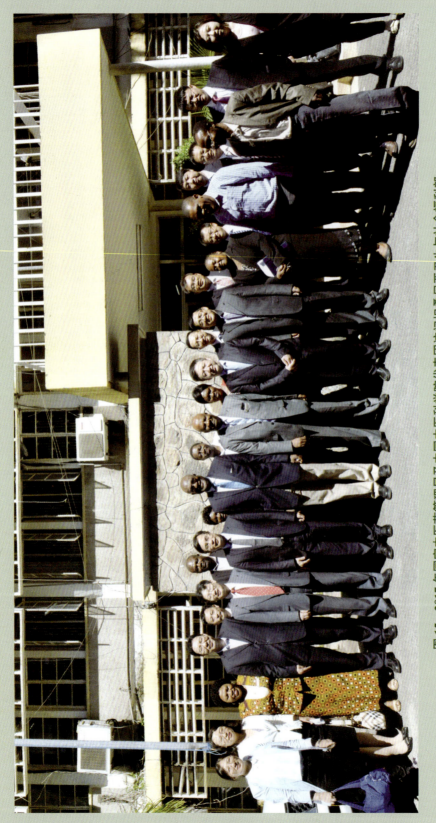

图15 2017年国家中医药管理局及中国中医科学院代表团访问坦桑尼亚卫生与社会福利部
(前排左二:张咏梅 左四:刘群峰 左五:吴振斗 左六:黄璐琦 右四:王健 后排右一:张月 右二:张小波 右三:王国华 右四:付征)

中国—坦桑尼亚中医药防治艾滋病30年史话

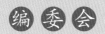
编委会

主 审
宋 坪　张咏梅　王 健

顾 问（按姓氏拼音排序）
吴振斗　薛伯寿　杨龙会　张维为　诸国本

主 编
张子隽　周洪伟

编 委（按姓氏拼音排序）
白文山　段长春　付 征　关崇芬　李 博
梁碧颜　宋春鑫　危剑安　杨凤珍　张 月

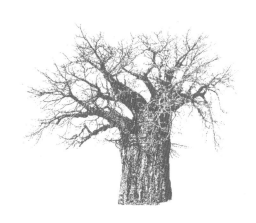

序 言 一

1987年4月15日中午,时任中央军委主席的邓小平同志在人民大会堂宴请来华访问的坦桑尼亚前总统、南方委员会主席尼雷尔,我担任翻译。午宴期间,双方像老朋友一样聊天,从饮酒、品茶聊到万里长征,从中美关系聊到中英香港谈判,也聊到了艾滋病。当时,这还是一个十分前沿的话题。邓小平非常肯定地对尼雷尔说:"艾滋病,美国最多。"这是实话,当时美国的艾滋病感染人数世界第一。邓小平说"吸毒是一个主要原因",随之,他提到了中国1949年前后的情况,"我们四九年解放的时候,云贵川有很多人吸毒,很多农民都吸毒,"邓小平接着说,"我们在研究用中医药治疗艾滋病。"尼雷尔说,非洲现在的主要问题是疟疾,还有饥饿。邓小平说:"也许可以用中草药来治疗疟疾。土地革命的时候,我们缺医少药,治好的很多都是靠中草药。"尼雷尔说:"我知道中国针灸的神奇作用,中坦双方能否在中医治疗疾病,包括疟疾和艾滋病方面,进行一些合作?"邓小平说:"我看可以。"他随即对坐在边上的吴学谦外长说:"你们告诉卫生部,看看能不能和坦桑尼亚这样的国家进行一些合作。"

没有想到,中坦中医药治疗艾滋病这项工作一直持续了下来,并且持续了30年之久。

本书详细记录了这 30 年中国与坦桑尼亚中医药治疗艾滋病的合作历史，让我们看到过去的 30 年中，中国中医研究院（现中国中医科学院）的专家们执行这项任务所克服的困难，取得的成绩以及为中国中医药防治艾滋病的科研攻关积累的宝贵经验。

此情可待成追忆，

只是当时已惘然。

是为序。

复旦大学　张维为教授

2022 年　孟春

序 言 二

1987年，当艾滋病于全球扩散之际，国家中医药管理局应坦桑尼亚政府邀请，派遣中医专家前往帮助治疗艾滋病。至2017年，30年间，中方先后共派出中医专家小组17批61人次赴坦，有的专家赴任两次。专家们坚持求真务实态度，发扬人道主义精神，传播国际友谊，前赴后继、百折不挠，取得的成绩，为世人所瞩目，也被世界卫生组织所认可，对中医学术的发展创新，具有重大意义。

中国中医科学院负责赴坦治疗艾滋病项目的全程组织领导工作，几代领导班子负重前行，在十分艰苦的条件下，从计划安排、选拔人才、提供药品、照顾生活等各个方面对项目进行协调，努力工作，坚持不懈。回首凝望一路走来的30个春秋，令人感佩！

同时，我们也要感谢国家卫健委（原国家卫生部）、中国科技部、财政部一以贯之的大力支持！

岁月不居。1987年第一批赴坦治艾小组的两位专家苏诚炼、陆广莘和第二批治艾小组组长吕维柏已相继离世。他们在坦桑尼亚书写了人生中精彩的一页，如今含笑九泉，后人将永远怀念！

本书记载了这段难忘的历史，梳理了这个项目的来龙去脉，展示了许多珍贵的历史图片和学术资料，具有很高的科学价值和文献价值。历史有忠奸智愚，有喜怒哀乐，有阴晴圆缺。只要忠实记录，终归是白纸黑字，总能有流光溢彩，总会是天长地久！

是为序。

国家中医药管理局原副局长

诸国本

2022 年 2 月

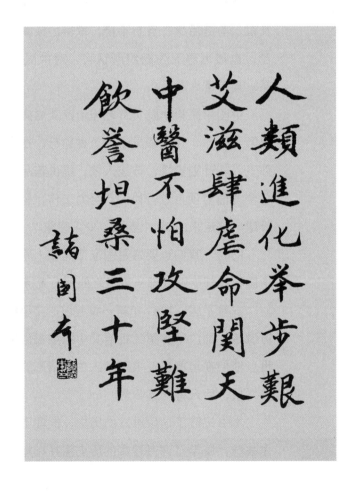

序 言 三

1987年的一天，国家中医药管理局原局长胡熙明到我家中，对我说："有一重大国际任务，坦桑尼亚总统邀请咱们中医专家赴坦协助治疗艾滋病，你是蒲老徒弟，首选就是你了。"之前的专家名单中并没有我，但胡局长坚持推荐我，说："中医力量还需加强，非你莫属。"最后定了包括我在内的5人，成为国内首批赴坦用中医药治疗艾滋病的中医医疗专家组成员。

1987年9月，我们一行5人抵达坦桑尼亚。虽条件艰苦恶劣，令人惶恐，但想到肩负着国家的使命，什么困难就都迎刃而解了。我们生活上开荒种地，挖井打水；工作上，每一病例，共同讨论，一人一策，全身心救治患者。

我们的工作就是在住院部会诊艾滋病患者，其中不少病情复杂危重者。赴坦前，我们已详细讨论拟定了试治方案；到达后，结合临床我们很快就摸索出一套诊疗思路。

我们所在的医院为坦桑尼亚最高级别国家医院，卫生条件仍极落后，蚊蝇纷飞。一次会诊，苍蝇嗡嗡，一只竟闯入苏教授口中，恶心担忧之余，我戏说："将来你若染了艾滋，我做证明，是苍蝇传染，不是其他非法途径。"玩笑归玩笑，看到他们的处境，我们很同情，想尽各种办法帮助他们。

除了艾滋病患者，患其他疾病的援坦专家、使馆人员及当地人民也请我们诊治。经过一年时间的努力，我们总结出艾滋病的中医诊断：既似虚劳，又为瘟疫；重感于邪，正虚为本；分期立法，内外参辨，为此后回国继续研究艾滋病奠定了基础。

国医大师 薛伯寿

2022年 孟春

自 序

笔者所在的中国中医科学院（原中国中医研究院）作为国家中医药管理局直属的科研单位，自1987年在国家中医药管理局的统筹协调下，与坦桑尼亚共同开展了中医药防治艾滋病的双边合作，至今已30余载，共计派出中医专家17批61人次赴坦桑尼亚执行中医药防治艾滋病任务。他们怀揣大爱，义无反顾地奔赴坦桑尼亚这个地处非洲大地的国家，为中坦友谊书写了浓墨重彩的一笔。

中坦中医药防治艾滋病合作的开展与持续离不开中国与坦桑尼亚两国政府相关部门的鼎力支持，包括中国外交部、商务部、国家卫生健康委员会、国家中医药管理局；坦桑尼亚卫生与社会福利部、中国驻坦桑尼亚使馆及经商代表处等，为专家的派出及在坦桑尼亚的生活、工作提供了帮助和便利。此书也借此机会向为此项合作项目付出努力的所有机构及参与人员致敬！

笔者从事中坦中医药国际合作工作10余年，编撰此书，历经3年，搜集整理了派出专家在坦桑尼亚期间生活、工作等方面的图文资料。这些派出的专家中，个别已离世，大部分也已退休。笔者希望此书能够尽可能还原这30年的中坦中医药合作历史，让曾经参与中坦合作的专家们往事可追。此外，本书还系统整理了专家们在坦期间用中医药治疗艾滋病及并发症的病例及处方，以及运用中医药治疗艾滋病的有效方药研究，为从事中医药治疗艾滋病的科研临床工作者提供参考。

因时间跨度长，即便多方循迹也难以保证资料的全面准确，如有疏漏，请读者朋友们见谅！

张子隽

2022 年　孟春

目 录

引 言 …………………………………………… 001

历史篇

第一章　艾滋病的蔓延 ……………………………… 004
第二章　坦桑尼亚艾滋病流行情况 ………………… 010
第三章　中坦建立中医药防治艾滋病合作关系 …… 013
第四章　中坦中医药防治艾滋病合作研究 ………… 014

实践篇

第五章　亲历者说 …………………………………… 026
第六章　坦桑尼亚中医药治疗艾滋病病案分析 …… 056

理论篇

第七章　艾滋病在中国内地的流行情况 …………… 064
第八章　中医对艾滋病的认识 ……………………… 068

结 语 …………………………………………… 085
大事记 …………………………………………… 087

附录

中医药治疗艾滋病临床技术方案（试行）…………… 090

艾滋病（成人）中医诊疗方案…………………………… 098

艾滋病感冒中医诊疗方案………………………………… 117

艾滋病咳嗽中医诊疗方案………………………………… 122

艾滋病呕吐中医诊疗方案………………………………… 126

艾滋病泄泻（腹泻）中医诊疗方案……………………… 130

艾滋病血浊（高脂血症）中医诊疗方案………………… 135

艾滋病贫血中医诊疗方案………………………………… 141

艾滋病痹症（周围神经病变）中医诊疗方案…………… 145

艾滋病蛇串疮（带状疱疹）中医诊疗方案……………… 150

艾滋病皮肤瘙痒中医诊疗方案…………………………… 157

艾滋病药物性肝损伤中医诊疗方案……………………… 163

艾滋病免疫重建不良中医诊疗方案……………………… 167

HIV 感染者中医诊疗方案………………………………… 172

引言

坦桑尼亚联合共和国（The United Republic of Tanzania，简称坦桑尼亚），历史上曾长期是德国、英国的殖民地，直至 20 世纪 60 年代才逐步取得独立。国土面积约 94.5 万平方千米，由陆地部分的坦噶尼喀与海岛桑给巴尔两部分组成。1964 年 4 月 26 日坦噶尼喀和桑给巴尔组成联合共和国，同年 10 月 29 日改国名为坦桑尼亚联合共和国。中国于 1961 年 12 月 9 日与坦噶尼喀建交，1963 年 12 月 11 日与桑给巴尔建交，并将 1964 年 4 月 26 日定为中坦建交日。

相似的历史遭遇、共同的历史使命把中坦两国紧紧联系在一起，发展同包括坦桑尼亚在内的非洲国家的团结合作是中国对外政策的重要基石。中国始终关注和支持坦桑尼亚改善民生、谋求发展的事业。从坦赞铁路的建设，到援坦医疗队的派出，两国友谊不断加深。

坦赞铁路被誉为"友谊之路"，是非洲迄今为止第三大基础设施项目，也是中国最大的援外成套项目之一。[1] 在世界银行、苏联、英国和加拿大等先后拒绝对其援助的背景下，中国向赞比亚、坦桑尼亚两国政府伸出了援手。为帮助非洲国家打破种族隔离、制度封锁，推进民族独立和解放，中国拿出当时国内生产总值（GDP）的 5% 帮助其修建了这条贯通东非和中南非的交通大动脉。[2]

此外，中国对坦桑尼亚其他领域的援助及投资也从未停止。1980 年至

---

[1] 陆庭恩.中国与非洲.北京：北京大学出版社，2000：274.
[2] http://www.360doc.com/content/14/0721/21/15883912_396131181.shtml

2018年，中国在坦桑尼亚投资并承担了房屋、道路、桥梁、饮水和灌溉等100多个成套项目和一批技术合作项目，总金额达6亿多美元③。此外，中国还在坦桑尼亚建成了水稻剑麻农场、蔗糖厂、纺织厂、多多马和查林则水利工程，兰格尼短波发射台等，共建了拥有3条万吨轮船的联合海运公司，为推动当地经济的发展起到了重要作用。

相比中国对坦桑尼亚基础设施、农业、军事等领域的援助，中坦间的卫生合作持续时间更久、影响更为深远。早在1964年，中国即开始派出援坦医疗队，由江苏省和山东省承担，迄今已分别派出29批和26批医疗专家。50多年来，中国医疗队克服设备落后、医疗条件差等因素的影响，与坦桑尼亚医疗界同仁团结协作，以精湛的医术和热心周到的服务为患者解除病痛，赢得广大人民群众的欢迎。

从1987年开始，中坦合作又增加了中医药元素，那就是"中国—坦桑尼亚中医药防治艾滋病任务"，这是迄今为止中医药国际合作持续时间最长的项目之一。

这一合作要从全球艾滋病的蔓延开始说起。

---

③ 中国商务部：《中国对外投资合作发展报告2017》，2018年2月。

历史篇

第一章
艾滋病的蔓延

艾滋病病例最早报告于 1981 年 6 月 5 日。美国疾病控制与预防中心（Centers for Disease Control and Prevention，CDC）在《发病率与死亡率周刊》（Morbidity and Mortality Weekly Report，MMWR）上登载报道了洛杉矶的 3 家医院从 1980 年 10 月至 1981 年 5 月收治的 5 例年轻男性（均为同性恋者）患者，经活检证实罹患罕见的卡氏肺孢子虫肺炎（PCP）。此 5 人无严重既往病史，但每个人的身上都发生了罕见的感染，反映出他们的免疫系统已无法正常运转，其中 2 人在不久后被宣布死亡。7 月 3 日，该杂志又报道了来自纽约州和加利福尼亚州的 26 例男性患者患了罕见

图 1-1　1981 年 6 月发表在《发病率与死亡率周刊》（MMWR）上的美国最早报道感染艾滋病的 5 名患者情况

的卡波西肉瘤的消息。美国卫生官员注意到，这两种罕见疾病可能都与免疫功能减退有关。

截至1981年12月31日，美国共报出337名严重免疫缺陷患者，其中130名已经死亡。1982年9月24日，美国CDC首次对这种疾病使用"获得性免疫缺陷综合征"（Acquired Immune Deficiency Syndrome，AIDS）的名称。我国最初将之译为"爱滋病"，在1990年《传染病防治法》中，正式将"AIDS"译为"艾滋病"并纳入乙类传染病管理[①]。

此疾病是由感染一种叫作人类免疫缺陷病毒，又称艾滋病病毒（Human Immunodeficiency Virus，简称HIV）所引起的，这种病毒主要侵犯人体的免疫系统，包括CD_4^+T淋巴细胞、单核巨噬细胞和树突状细胞等，主要表现为CD_4^+T淋巴细胞数量短期迅速减少，最终导致人体免疫功能缺陷，引起各种机会性感染和肿瘤的发生[②]。因HIV病毒的潜伏期一般为半年至6年，病发后80%的AIDS患者在两年内死亡，最多活不过3年[③]，故被称为"20世纪瘟疫"[④]。

1981年，美国CDC即投入了20万美元用于艾滋病研究[⑤]。1982年4月开始，就有美国议员提出拨款给专业机构用于艾滋病研究和治疗，然而几次听证会均未获得通过。直到1983年7月，美国国会才正式拨款用于艾滋病的研究（FY83）[⑥]。

1983年11月，世界卫生组织（WHO）召开第一次艾滋病情况评估大会并开始在全球范围内对艾滋病进行监控，此后，艾滋病引起世界人民广泛关注。

---

① 张文康. 中国抗"艾"之路亲历者说（一）[M]. 北京：人民卫生出版社，2015：150-152.
② 中华医学会感染病学分会艾滋病丙型肝炎学组，中国疾病预防控制中心. 中国艾滋病诊疗指南（2021年版）[J]. 中国艾滋病性病，2021，27（11）：1182-1201.
③ 孟康崎. 爱滋病近况和预防措施[J]. 国际科技交流，1986，(01)：20-23.
④ 龚常. 一种正在蔓延的恶症——"爱滋病"[J]. 国际问题资料，1985，(10)：17-18.
⑤ Pamela W. Smith, Jill T. Swerdloff. Federal Funding For AIDS Research and Education[C]. Congressional Research Service，1988，2
⑥ https://www.hiv.gov/hiv-basics/overview/history/hiv-and-aids-timeline

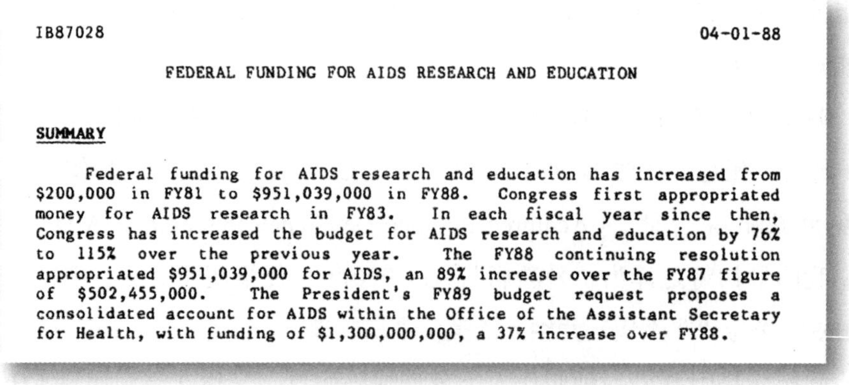

```
IB87028                                              04-01-88
          FEDERAL FUNDING FOR AIDS RESEARCH AND EDUCATION

SUMMARY
       Federal funding for AIDS research and education has increased from
   $200,000 in FY81 to $951,039,000 in FY88. Congress first appropriated
   money for AIDS research in FY83. In each fiscal year since then,
   Congress has increased the budget for AIDS research and education by 76%
   to 115% over the previous year. The FY88 continuing resolution
   appropriated $951,039,000 for AIDS, an 89% increase over the FY87 figure
   of $502,455,000. The President's FY89 budget request proposes a
   consolidated account for AIDS within the Office of the Assistant Secretary
   for Health, with funding of $1,300,000,000, a 37% increase over FY88.
```

图 1-2　美国国会为艾滋病研究拨款

在此背景下，由美国健康及人类服务部（HHS）与世界卫生组织共同主办的首届世界艾滋病大会于 1985 年在美国亚特兰大召开，会议评估了全球艾滋病状况，并呼吁世界各国对艾滋病病毒进行监测。1987 年，第 40 届世界卫生大会上关于"预防和控制艾滋病全球战略"中指出：艾滋病已经波及世界所有区域，对由艾滋病引起的世界范围的紧急状况，要求紧急采取积极的全球性行动[⑦]。

表 1-1　历届艾滋病大会一览表

序号	时间	地点	主题
1	1985	美国亚特兰大	加入全世界的努力
2	1986	法国巴黎	我们的生命，我们的世界——让我们互相关爱
3	1987	美国华盛顿	女性和艾滋病
4	1988	瑞典斯德哥尔摩	该行动了
5	1989	加拿大蒙特利尔	艾滋病对科学和社会的挑战
6	1990	美国旧金山	艾滋病在九十年代：从科学到政策

---

⑦ Uniting the World Against AIDS[C]. UNAIDS, 2005.

（续表）

序号	时间	地点	主题
7	1991	意大利佛罗伦萨	科学挑战艾滋
8	1992	荷兰阿姆斯特丹	全世界联合起来应对艾滋
9	1993	德国柏林	预防优先
10	1994	日本横滨	艾滋病的全球挑战：共赴未来
11	1996	加拿大温哥华	同一个世界，同一个希望
12	1998	瑞士日内瓦	弥合差距
13	2000	南非德班	打破宁静
14	2002	西班牙巴塞罗那	知识和行动的承诺
15	2004	泰国曼谷	全面共享
16	2006	加拿大多伦多	行动之时
17	2008	墨西哥墨西哥城	现在开始全球行动
18	2010	奥地利维也纳	普遍可及和人权
19	2012	美国华盛顿	一起扭转局势
20	2014	澳大利亚墨尔本	所有人共享
21	2016	南非德班	现在共享平等权
22	2018	荷兰阿姆斯特丹	打破壁垒、建立桥梁
23	2020	美国旧金山	恢复能力

与此同时，世界各国也加紧对治疗艾滋病的药物展开研发。迄今为止，人类在研究抗艾滋病药物方面经历了四个阶段：

第一阶段，科学家们将主要精力放在核苷逆转录酶抑制剂上，开发出齐多夫定（AZT）、去羟肌苷（DDI）、拉米夫定（3TC）等药物，其中以英国葛兰素·威康（Glaxo Wellcome Operations）公司的AZT最具代表性，于1987年3月由英国政府批准使用，是世界首个用于治疗艾滋病的实验性药物。

该药能够抑制病毒的自我复制、扩散，减少艾滋病病毒对人体免疫系统的破坏，延长艾滋病患者的生命，但缺点是不能消除病毒，已被病毒破坏的细胞也无法逆转。AZT 上市两年后，科学家们发现它可能破坏服用者的骨髓，并引起肺部并发症、严重贫血等不良反应，但 AZT 及类似药物仍然是治疗艾滋病的主力。

第二阶段，始于 20 世纪 90 年代早期，这一阶段，科学家们将工作重心转移到蛋白酶抑制剂的方向。从瑞士罗氏公司推出沙奎那韦（Saquinavir）开始，这类药品通过破坏艾滋病病毒生存所必需的蛋白酶来杀死病毒。它们产生疗效的时间较长，不像 AZT 等药物因患者服药后体内的病毒变异而很快失效。

第三阶段，这一阶段的重大成就是科学家们发现药物混合疗法可阻止艾滋病病毒的自我复制，其中最具代表性的就是华裔科学家何大一[⑧]发明的"鸡尾酒"（HAART）疗法。这种疗法是将蛋白酶抑制剂和其他多种抗病毒药物混合，它可以最大限度地抑制病毒的复制，使被破坏的机体免疫功能部分甚至全部恢复，从而延长病毒携带者的生命。从 20 世纪 90 年代中期问世至今，"鸡尾酒"疗法一直被认为是最有效的治疗方式并被广泛采用。但这一方法的缺陷是，残留的病毒会潜伏在患者体内，并可能在适当的时机继续繁殖。

第四阶段，美国和瑞士两家公司于 2002 年在西班牙巴塞罗那举行的世界艾滋病大会上宣布研制出抗艾滋病新药恩夫韦肽（Enfuvirtide，T20），这是一种皮下注射抑制剂。与此前抗艾滋病类药物在艾滋病病毒已进入免疫细胞后才发挥作用不同，T20 能够阻止艾滋病病毒进入机体免疫细胞，并能促进免

---

⑧ 何大一，美国纽约洛克菲勒大学艾伦·戴蒙德艾滋病研究中心主任、教授，美国国家医学院院士，中国工程院外籍院士。1952 年 11 月 3 日出生于中国台湾省台中市，祖籍江西新余，12 岁时移民美国加利福尼亚州洛杉矶市。1981 年，在洛杉矶 Cedars-Sinai 医学中心当见习医生时接触到了最早发现的一批艾滋病病例，1994 年开始研究"鸡尾酒"疗法治疗艾滋病。1999 年，何大一及其同事又发现人体免疫系统 T 细胞中的 CD_8 可以有效对抗艾滋病病毒。2000 年，又研制出 C 型艾滋病疫苗，已进入临床试验阶段。2015 年 4 月，获颁影响世界华人大奖。

疫细胞生长。

目前国际上可用的抗逆转录病毒药物数量不断增加，包括但不限于核苷类逆转录酶抑制剂（NRTIs）、非核苷类逆转录酶抑制剂（NNRTIs）、蛋白酶抑制剂（PIs）、整合酶抑制剂（INSTIs）、融合抑制剂（FIs）、CCR5受体拮抗剂，黏附抑制剂、广谱中和抗体等，但均存在不同程度的不良反应[9][10]，艾滋病临床治愈仍未能实现。

---

⑨　姚成，朱盼盼，谢东．艾滋病抗病毒治疗及药物研究进展[J]．药学进展，2018,42 (2): 84-98.
⑩　中华医学会感染病学分会艾滋病丙型肝炎学组中国疾病预防控制中心．中国艾滋病诊疗指南（2021年版）[J]．中国艾滋病性病，2021, 27（11）: 1182-1201.

第二章
坦桑尼亚艾滋病流行情况

坦桑尼亚是联合国宣布的世界最不发达国家之一。该国经济以农业为主，工业生产技术低下，日常消费品需进口。在独立后的第三年，也就是1967年开始实行国有化和计划经济，以建设集体农庄为中心，开展严重脱离国情的"乌贾马"① 运动，致使经济发展严重滞后。1986年起坦桑尼亚接受国际货币基金组织（International Monetary Fund, IMF）和世界银行的调改方案，连续三次实行"三年经济恢复计划"。1990年人均国民生产总值为 90～100 美元，虽然国家将10%的财政收入投入卫生领域，但折合人均只有2美元②。经济状况、卫生条件、风俗习惯、受教育水平等因素导致坦桑尼亚民众的性知识贫乏，艾滋病主要通过异性间性传播，HIV 感染者和艾滋病患者在坦桑尼亚这个非洲大国迅速扩散。

疟疾曾在很长一段时期内是坦桑尼亚人口死亡的主要原因，但这种状况随着艾滋病的蔓延而改变。自1983年在卡盖拉区（Kagera Region）发现第一

---

① 张士智，蔡临祥. 坦桑尼亚的"乌贾马运动"[J]. 西亚非洲，1981，05:

② The World Bank. Tanzania: AIDS Assessment and Planning Study [R]. 1992.

例确诊艾滋病病例后,HIV 感染人数逐年上升(见下图)。

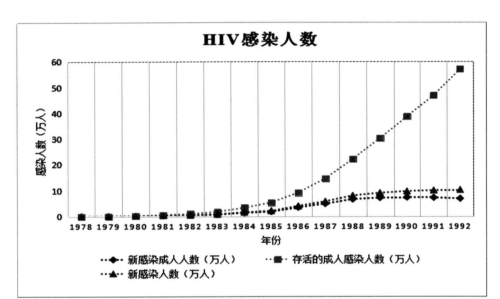

图 2-1　1983-1992 年,坦桑尼亚艾滋病病毒感染人数 ③

艾滋病给坦桑尼亚的社会经济带来极大影响。有研究显示,美国艾滋病患者单例治疗费用高达 14 万美元④,澳大利亚约为 2.23 万澳元⑤,而由于劳动力丧失及过早死亡对经济造成的损失更为巨大。每一位艾滋病患者的背后都是一个破碎的家庭,给原本就贫穷落后的坦桑尼亚带来了巨大的灾难。与此同时,对艾滋病患者的歧视也从未停止。在坦桑尼亚,几乎所有医院对确诊的艾滋病患者都不予收治,即便得到机会入院治疗,艾滋病患者的配偶及子女也不愿来院探视和陪床。可以说,艾滋病晚期患者就如同活在一座孤岛上,完全失去了生存价值。

西药高昂的治疗费用,有限的治疗效果使得坦桑尼亚医疗体系不堪重负。

---

③　摘自 The World Bank. Tanzania:AIDS Assessment and Planning Study [R].1992.
④　郝寿昌,高大林.爱滋病的巨额医疗费用 [J]. 国外医学(社会医学分册),1986,3(04):24.
⑤　Whyte BM,陈思豪.澳大利亚爱滋病患者的医疗费用 [J]. 国外医学(卫生经济分册),1989,6(01):23-26.

与此同时，中国医疗队在坦桑尼亚 20 余年来所展现的精湛的医疗技术，以及中医药在国际上治疗传染性疾病已有一定影响力，这让坦桑尼亚领导人又一次将目光转向中国，开始考虑使用中医药在坦桑尼亚治疗艾滋病。

历史篇

第三章
中坦建立中医药防治艾滋病合作关系

作为坦桑尼亚的开国总统，朱利叶斯·坎巴拉吉·尼雷尔（Julius Kambarage Nyerere）执政期间（1961—1985）曾5次访华，此后又先后8次以南方委员会主席身份访华。继任总统阿里·哈桑·姆维尼（Ali Hassan Mwinyi），曾在1985年4月、1987年3月两次访华①。

在两位坦桑尼亚高层领导访华期间，均与中国党和国家领导人邓小平会谈谈到本国艾滋病问题，提出可否由中国向坦桑尼亚派遣医疗小组，同坦桑尼亚医务工作者共同研究治疗艾滋病。

这一提议得到了中国政府的积极响应。国家卫生部（现卫健委）和国家中医药管理局为落实领导人指示，与坦桑尼亚卫生与社会福利部积极沟通，最终决定由中国中医研究院②来完成这一艰巨的探索性任务。

1986年6月9—23日，应中华人民共和国卫生部邀请，坦桑尼亚卫生与社会福利部代表团访问中国，其间，与卫生部外事局签署了第一份会谈纪要。根据纪要，双方达成了将在传统医学领域开展合作的意向。

---

① 中共中央文献研究室. 邓小平年谱（第五卷）[M]. 北京：中央文献出版社.2020.
② 中国中医研究院始建于1955年，2005年更名为中国中医科学院。

第四章
中坦中医药防治艾滋病合作研究

自1987年至2018年，中国—坦桑尼亚中医药防治艾滋病合作研究历经30余载，中方累计派出专家17批61人次赴坦桑尼亚执行此项任务（见表4-1）。中方由国家中医药管理局委派中国中医科学院作为国内承担此项任务的单位，坦方由坦桑尼亚莫西比利国立医院（Muhimbili National Hospital）作为承担单位，共同执行此项任务。

中国中医科学院是国家中医药管理局直属的集科研、医疗、教学、产业为一体的综合性中医药研究机构。成立之初，就得到了党和国家领导人的高度重视，周恩来总理亲自为建院题词，徐特立、习仲勋、李济深等党和国家领导人均参加了建院典礼。正是在这里，中药研究所的终身研究员屠呦呦因发现了治疗疟疾的药物青蒿素，荣获2015年诺贝尔生理学或医学奖，这一发现拯救了数百万民众的生命，解除了数以亿计患者的病痛。

莫西比利国立医院是坦桑尼亚最大的医院，也是收治艾滋病患者最主要的医院，拥有约1500张病床，日门诊量达2000人，医护人员2800名，下设8个分支机构，医院院长由总统亲自任命。

历史篇

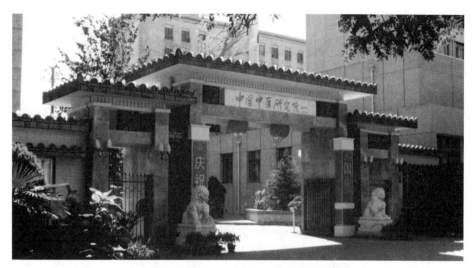

图 4-1　20 世纪 80 年代的中国中医研究院

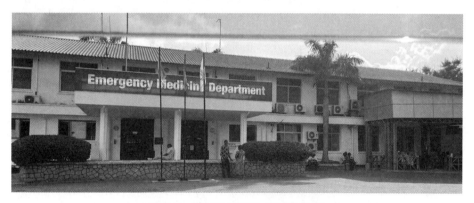

图 4-2　莫西比利国立医院急诊楼

中医专家在坦桑尼亚工作的岁月里，上到坦桑尼亚的总统、政府官员，下到平民百姓，都或多或少接受过中医药保健和健康咨询，他们对中医药也逐步从陌生抗拒到熟悉认可，中医药在很多坦桑尼亚民众眼中成为护佑健康的东方神药。这项合作为中医药的海外传播，为中坦友谊书写了浓墨重彩的一笔。

表 4-1 中方赴坦中医专家名单

阶段	批次	时间	承担单位	专家姓名
一	1	1987—1988	中国中医研究院 中国中医研究院广安门医院 中国中医研究院中医基础理论研究所	苏诚炼* 薛伯寿　丁梦莉 陆广莘　张洪齐
二	2	1988—1990	中国中医研究院中医基础理论研究所 中国中医研究院广安门医院 中国中医研究院西苑医院 中国中医研究院图书情报所	吕维柏*　关崇芬 荣建新 庄杰盾 吴伯平
二	3	1990—1991	中国中医研究院中医基础理论研究所 中国中医研究院广安门医院 中国中医研究院图书情报所	吕维柏*　刘治中 李国勤　岳玉和　袁宝升 周志宽
三	4	1992—1993	中国中医研究院广安门医院 中国中医研究院中医基础理论研究所 中国中医研究院研究生部	许铣*　王健　白盛春 张雪亮　王忆浙 王振坤
三	5	1994—1995	中国中医研究院西苑医院 中国中医研究院中医基础理论研究所	关茂会* 顾永华　温瑞兴　赵晓梅　班修达
四	6	1996—1997	中国中医研究院中医基础理论研究所 中国中医研究院附属西苑医院 中国中医研究院广安门医院	张莅峡*　黄卫平　贾晓元 黄尧洲 刘国
四	7	1998—1999	中国中医研究院针灸研究所 中国中医研究院中医基础理论研究所 中国中医研究院广安门医院	张洪林* 王健　张永祥　于智敏 李国勤
五	8	1999—2000	中国中医研究院广安门医院	危剑安*　刘国　张维
五	9	2000—2002	中国中医研究院广安门医院	孙利民*　苏小游　唐开天
六	10	2002—2003	中国中医研究院广安门医院	黄世敬*　曹慧云　游秀珍
六	11	2003—2004	中国中医研究院广安门医院	王敏*　白文山　薛柳华
六	12	2004—2005	中国中医研究院广安门医院	黄霞珍*　周伟　马海燕
七	13	2006—2008	中国中医科学院 中国中医科学院西苑医院 中国中医科学院望京医院	杨凤珍* 赵晓威 魏文斌
七	14	2008—2009	中国中医科学院广安门医院 中国中医科学院西苑医院 中国中医科学院艾滋病中心	白文山* 李博 梁碧颜
八	15	2011—2012	中国中医科学院 河南中医学院第一附属医院	段长春* 李政伟　郑志攀
八	16	2012—2014	中国中医科学院广安门医院 河南中医学院第一附属医院	宋春鑫* 李鹏宇
九	17	2015—2018	中国中医科学院中药研究所 中国中医科学院广安门医院	王国华* 付征　张月

备注：*代表专家组组长。

一、第一阶段合作（1987–1988）

1987年6月19日，国家中医药管理局代表团访问坦桑尼亚，双方签署了第一阶段中坦中医药防治艾滋病的双边合作备忘录，由中国中医研究院与坦桑尼亚莫西比利国立医院作为执行单位，共同开展中坦中医药防治艾滋病合作研究。该项目旨在利用中医药在疾病防治方面的丰富经验和优势，寻找治疗艾滋病的有效方药，解决坦桑尼亚等发展中国家艾滋病防治问题，为全球防治艾滋病做出贡献。首次合作起止时间为1987年6月至1988年4月，由中方派出专家并任组长，坦方专家任副组长。双方的职责分别为：中方派出专家，提供诊疗技术、中药及观察用免疫试剂；坦方在莫西比利医院设立专科门诊。

本阶段专家组由时任中国中医研究院医务处处长苏诚炼任组长、中医基础理论研究所副所长陆广莘、广安门医院主任医师薛伯寿、药师丁梦莉及翻译张洪齐等5人组成。

专家组于1987年9月抵达坦桑尼亚的达累斯萨拉姆市。初到坦桑尼亚时，当地条件的艰苦程度远超想象：居住的楼房年久失修，没有清洁的饮用水，蔬菜水果价格昂贵。专家们要从水井打水后再自行多次过滤，在后院开辟菜园自己种菜种水果。

专家组抵达后，与坦方共同在莫西比利国立医院设立了临床中心，开展用中医药防治艾滋病的临床科研工作。在坦工作期间，专家组累计治疗艾滋病患者30例，其中男性23例，女性7例；年龄最大者65岁，最小者23岁。30例中，住院患者20例，门诊患者10例。这些患者均接受了纯中医药治疗，都取得了很好的效果。第一批专家组于1988年4月陆续回国。

二、第二阶段合作（1988-1991）

1988年4月，国家中医药管理局代表团访问坦桑尼亚，与莫西比利国立医院签署了第二阶段双边合作备忘录，合作时间为1988年4月至1991年4月。双方的职责分别为：中方继续派出第二批、第三批中医专家，为试治工作提供检测试剂；坦方在莫西比利医院设立男性病床15张，女性病床10张，以及一个专科门诊部，提供化验设备及艾滋病的相关资料。

本阶段派出了中医基础理论研究所吕维柏、关崇芬，广安门医院荣建新、李国勤等两批专家共计11人，他们先后于1988年4月、10月启程赴坦。这次专家们带来满满一车的仪器等物品，装备起了莫西比利国立医院的实验室，为艾滋病临床研究提供了实验支撑。

专家组在坦桑尼亚设计了全套实验方法，由中方专家指导坦方人员，向其传授实验室各项设备的操作方法。与此同时，1991年中国将中医药治疗艾滋病项目列为"八五"攻关重点课题，吕维柏担任中医治疗艾滋病组组长。至此，中医药防治艾滋病专项工作形成了"国内出经费，国内外共同收病例，共同研究"的联动机制，推动了中医药在坦桑尼亚治疗艾滋病的研究进程。赴坦中医专家积极收治艾滋病患者，并尽可能广泛地收集完整的艾滋病病例，将艾滋病早期患者、中期患者及晚期患者详细的临床症状、实验室检查指标等客观数据反馈回国内，再由国内知名临床专家与赴坦专家集体讨论，最后确定治疗方案。

药物研发也是本阶段的工作重点。1989年4月至1991年4月，专家组探索使用生脉饮、六君子汤，形成801、802、803、806、809、810、901等9个方剂，治疗艾滋病病毒感染者158例，结果显示总有效率为39.87%，为中医药治疗艾滋病有效方药研发奠定了基础。

1991年4月，第二批、第三批专家分批回国。

三、第三阶段合作（1992–1995）

1991年8月26日，坦桑尼亚卫生与社会福利部代表团访华，与国家中医药管理局签署了第三阶段双边合作备忘录，双方同意继续开展中坦中医药防治艾滋病工作，期限为1992年2月至1995年2月。中方的职责是在前三批专家确定的治疗艾滋病的两个基础方（中研1号和中研2号）的基础上，严格进行临床及免疫细胞变化的实验观察，以论证中医药治疗艾滋病的有效性和科学性；坦方的职责是在第二阶段基础上，增加提供不少于300名的艾滋病或HIV感染病例。

这一阶段，中国中医研究院先后派出第四批、第五批专家共计11人，包括广安门医院许铣、王健，中医基础理论研究所张雪亮、顾永华等。专家们于1991年12月陆续启程赴坦。

根据莫西比利国立医院安排，中医专家每周3次半天门诊，每次2名专家。专家们主要运用中医药治疗艾滋病患者的各种机会性感染，帮助他们减轻症状。

1992年2月至1993年9月，专家组使用中研1号、中研2号、中研3号、809、802等5个方剂，治疗187例艾滋病患者，总有效率提升至48.66%。1993年9月至1995年2月，应用中研1号、中研2号和中研3号治疗195例艾滋病患者，总有效率进一步达到52.31%。总的结果显示，中研1号、中研2号方对于治疗艾滋病是有效的，它能提高患者免疫力，改善临床症状，提高患者的生活质量，延长生存期。

四、第四阶段合作（1996–1999）

1996年6月，国家中医药管理局率专家组访问坦桑尼亚，双方签署了第四阶段双边合作备忘录,时间从1996年4月至1999年3月。双方任务分工为:中方提供研究治疗艾滋病所需的中药制剂、诊断用制剂、试验用试剂及对症治疗所用西药;坦方负责有关机会感染的病因学诊断检查,提供不少于300例的艾滋病或艾滋病病毒感染病例。

这一阶段派出了第六批、第七批专家共计10人,包括中医基础理论研究所的张苰峡、王健,西苑医院的黄尧洲及针灸研究所的张洪林等。

这一阶段,中医专家组承担在莫西比利国立医院中医门诊继续治疗艾滋病及非艾滋病患者,每周专家门诊2次,普通门诊1次,使用纯中药治疗坦患者。3年中,专家组共计诊疗艾滋病患者5000余人次,非艾滋病患者3000余人次。

五、第五阶段合作(1999-2002)

1999年4月21日,国家中医药管理局代表团访坦,与莫西比利国立医院签署了第五阶段双边合作备忘录,研究合作时间自1999年4月至2002年3月。中方的主要任务包括,通过技术转让帮助坦发展本国传统医学和开发坦植物药,同时提供治疗艾滋病的中药制剂以及西药;探索出中医药和坦桑尼亚医药治疗艾滋病的有效方法和方药并在坦注册,继续为坦艾滋病患者提供医疗服务。坦方主要负责提供不少于300例的艾滋病或HIV感染病例。

此后,中国中医研究院先后派出第八、第九批专家组。他们是:广安门医院的刘国、张维、孙利民、唐开天、苏小游。

专家组将莫西比利国立医院中医艾滋病门诊保存的10多年的病历进行了整理,总结出中医治疗艾滋病常用有效中药和处方,它们分别是艾灵1号扶正解毒,用于正虚邪实型患者;艾灵2号益气扶正,用于正气不足临床症状不明显者;艾灵3号益肺解毒,用于肺部感染明显者;艾灵4号化湿解毒,用于艾滋病急性腹泻者;艾灵5号健脾止泻,用于艾滋病慢性腹泻者;艾灵6

号清热利湿止痒，用于艾滋病皮肤感染者。这些处方经国内药厂加工制成冲剂，解决了中药长时间转运和在坦桑尼亚高温潮湿环境中易发霉变质的问题，提高了艾滋病治疗效果。同时因为服用方便，深受坦桑尼亚艾滋病患者的欢迎，他们称之为"Chinese Herb Coffee"（中国草药咖啡）。专家组对艾滋病的科研工作进一步加强，对全部病例进行定期的免疫学检测，病毒载量血清送回国内检测。三年合作期间，中坦共同署名发表科研论文 10 余篇，第一次将中医药治疗存活 10 年以上的临床病例进行总结分析，这在国内艾滋病治疗领域属于首次。另外，针对坦桑尼亚民众的其他中医医疗需求，如妇科病、皮肤病、哮喘、高血压病、冠心病等，以及外事医疗服务需要，专家组药房专门从国内采购了如复方丹参片、冠心通、湿毒软膏、湿疹膏、调经冲剂、咳喘冲剂等中成药，为当地患者提供力所能及的帮助。

3 年中，专家组共诊艾滋病患者 8000 余人次，其中 70% 以上的患者免疫功能得到改善，90% 以上的患者临床症状明显减轻。同时，为非艾滋病患者提供中医诊疗服务 4000 余人次，均获得了良好的临床效果。

六、第六阶段合作（2002-2005）

2002 年 9 月 10 日，坦桑尼亚莫西比利国立医院代表团访华，与中国中医研究院签署了第六阶段双边合作备忘录，本阶段合作时间为 2002 年 9 月至 2005 年 9 月。双方将共同探索中医药和坦桑尼亚传统医药结合治疗艾滋病的有效方法和治疗方案，同时开发研制治疗艾滋病的新药，并帮助坦桑尼亚开发植物药。此外，继续开设艾滋病专病门诊。

2004 年，坦方政府开始接受西方国家提供的免费抗病毒药物，这使得中医门诊的艾滋病患者量大幅减少。

为执行第六阶段合作，中国中医研究院派出第十至十二批专家共计 9 人，包括广安门医院的黄世敬、王敏、白文山等。

专家组负责先后实施了艾灵 1-4 号的临床观察，并对过去十余年的病历资料进行了全面整理，建立了病历资料数据库。

七、第七阶段合作（2006-2009）

根据 2006 年 7 月 17 日《中华人民共和国国家中医药管理局与坦桑尼亚联合共和国卫生与社会福利部关于继续开展运用中医药治疗艾滋病的会谈纪要》精神，2006 年 7 月，中国中医科学院与莫西比利国立医院在北京签署了第七阶段双边合作备忘录，时间为 2006 年 7 月至 2009 年 7 月。在第七阶段，双方商议继续坚持中医药免费治疗艾滋病患者，同时增设综合收费门诊，面向非艾滋病患者收取挂号费及药物成本费。

根据协议，这一阶段派出第十三批、第十四批专家组共计 6 人。

第十三批专家组由中国中医科学院艾滋病中心杨凤珍任组长，西苑医院赵晓威、望京医院魏文斌等 3 人组成，他们于 2006 年 9 月赴坦，开展艾滋病免费治疗，同时筹建中医综合收费门诊。至 2007 年 5 月，中医综合收费门诊正式启动。

2006 年 10 月至 2008 年 6 月，专家组接诊艾滋病感染者及患者共计 51 例，716 人次。主要采用广安颗粒、艾宁颗粒以及中药配方颗粒、中药饮片、中成药等辨证治疗，开具药物处方 1354 张。此外，中医综合收费门诊共接诊患者 1438 人次。

2008 年 8 月，第十三批专家回国，第十四批专家组赴坦。组长为中国中医科学院广安门医院白文山，组员包括中国中医科学院艾滋病中心梁碧颜、西苑医院李博。

第十四批专家于 2009 年年底陆续回国，共计接诊艾滋病患者 500 余人次，为当地患者提供健康咨询和保健服务 300 余人次。

八、第八阶段合作（2011–2014）

2011年3月，国家中医药管理局由中国中医科学院代表与坦桑尼亚卫生与社会福利部在坦桑尼亚签订了第八阶段双边合作备忘录，时间为2011年3月至2014年3月。双方的主要任务为：中方继续提供中医药治疗艾滋病的免费服务，负责中药产品的购买、运输和保存；坦方负责完成患者血清学诊断和临床观察及必要的实验室检测，同时为中方专家组提供政策便利及生活、工作条件的保障。

第八阶段分两批次选派专家组赴坦执行合作任务。先发的第十五批专家组由中国中医科学院段长春（任组长）和河南中医学院第一附属医院李政伟、郑志攀3名医生组成。三人于2011年9月20日抵达坦桑尼亚，2012年12月1日完成既定工作任务归国。专家组在坦共计接诊艾滋病患者124人次，非艾滋病患者98人次。

第十六批专家组由中国中医科学院广安门医院宋春鑫（任组长）和河南中医学院第一附属医院李鹏宇两名医生组成。二人于2012年11月赴坦，截至2014年7月底，共计接诊艾滋病患者234人次，普通患者381人次。

九、第九阶段合作（2015–2018）

鉴于过去28年来，中医药治疗艾滋病和其他疾病具有明显疗效，坦方希望增加以传统医学培训内容为主的合作。中方经审慎考虑并多次与坦桑尼亚卫生与社会福利部沟通协调，同意坦方需求。2015年4月，中国中医科学院与莫西比利国立医院在坦桑尼亚签署了第九阶段双边合作备忘录，时间为2015年4月至2018年4月。中方的职责是为坦桑尼亚传统医学从业人员提供中医和中药提取及质量控制等方面的培训，同时继续为坦桑尼亚签提供中医药诊疗。

此后，因坦桑尼亚卫生与社会福利部部长更换，中方派出工作一度搁浅，直到 2017 年初才得以重启。本阶段专家组由中国中医科学院中药研究所王国华（任组长），广安门医院付征、张月等三人组成。

专家组于 2017 年 10 月抵达坦桑尼亚后，先后走访坦卫生与社会福利部、坦传统医药与替代医学管理委员会、坦桑尼亚国立医学研究所及莫西比利健康联合大学传统药物研究所，对坦桑尼亚传统医药的现状进行了调研，并与坦桑尼亚传统医药相关机构讨论了培训内容，确定了培训课程，主要包括传统中医药学理论基础知识，植物药种植采集管理规范，各国药典介绍及传统药物制剂与质量控制等内容。来自坦桑尼亚卫生与社会福利部、坦桑尼亚国家化学实验室、坦桑尼亚国家医学研究所及莫西比利健康联合大学传统医药研究所的共计 24 名学员参加了此次培训。培训共计 144 学时，此外还进行了 3 次实践课，内容包括传统中医药理论、植物药种植采收管理规范、传统药物制剂、传统植物药的创新药物发现技术等。

专家组于 2018 年 10 月完成培训任务回国。

实践篇

第五章
亲历者说

我见证了中坦中医药合作的开始
根据诸国本文字材料整理

> 诸国本（1935— ），主任医师。1957年毕业于复旦大学。最早分配至青海省卫生部门工作，先后从事卫生防疫工作10年，中医及针灸临床10年，中医药行政管理工作20年，学会工作10年。曾任青海省卫生厅副厅长、中医处处长。1986年任国家中医药管理局副局长。1997年任中国民族医药学会会长。

1986年6月9日—23日，坦桑尼亚卫生与社会福利部代表团访问中国期间，与国家卫生部分管中医工作的副部长胡熙明，就传统医学方面的合作进行磋商，会谈后发表了讨论纪要。在半年以前，即1986年1月3日，国务院常务会议决定成立国家中医管理局，继而任命胡熙明副部长兼任国家中医管理局局长，胡熙明对派遣中医小组赴坦桑尼亚治疗项目已有思想准备。

1986年12月20日，距年底仅10天时间，国家中医管理局正式开始办公。1987年新年伊始，帮助坦桑尼亚治疗艾滋病成为新成立的中医管理局的第一项重大外事任务。

1987年3月，胡熙明副部长兼局长连续召集中国中医研究院和北京中医学院的领导开会，商量组织医疗小组赴坦桑尼亚治疗艾滋病事宜。当时，这两个单位，都是中医管理局的直属单位。我和田景福副局长及医政司、科技司的司长们都参加了会议，会上，大家对中医治疗艾滋病充满信心，认为这是中医走出国门、攻坚克难、磨炼队伍、一显身手的大好机会。在讨论中，北京中医学院（现北京中医药大学）提出方案的基本思路是，艾滋病是一种由病毒引起的严重传染病，属温病范畴。抗菌素对细菌有效，抗病毒效果较差。中药治疗在抗病毒方面有较大优势，也有丰富经验。因此，提出了几个抗病毒的中药方，准备研制几种中药制剂，到坦桑尼亚运用于临床。中国中医研究院的方案，基本思路是，优选专家，深入临床，辨证施治，积累资料，走一条"观其脉证，知犯何逆，随证治之"的路子。

会后，局领导班子研究，认为两个单位的方案都有道理。但对艾滋病这样一种新的、严重的传染病，我们没有治疗经验，只能摸着石头过河。中国中医研究院是全国最高中医药研究机构，首先带队出征义不容辞。于是确定第一批治疗艾滋病医疗小组由中国中医研究院派出。

当时，我任国家中医管理局副局长，分管外事工作。1987年6月19日，由我率中国国家中医管理局代表团访问坦桑尼亚，与坦桑尼亚卫生与社会福利部签订合作防治艾滋病备忘录。文件确定此项目由中国派出中医医疗小组与坦桑尼亚莫西比利国立医院对口合作，坦方提供中医治疗艾滋病的工作条件和中医专家的生活条件，支持中医中药的合法使用以及成果共享，等等。

1987年9月，由中国中医研究院派出的第一批专家组抵达坦桑尼亚。专家组共5人，由苏诚炼任组长，陆广莘、薛伯寿、丁梦莉、张洪齐为组员。

坦桑尼亚是一个贫困国家。医疗组初来乍到,接洽工作,打扫住房,安排生活,买菜种菜,工作既紧张又艰苦。

1988年4月,国家中医药管理局(此年3月,国家中医管理局改名为国家中医药管理局)代表团第二次访问坦桑尼亚,继续由我任团长。代表团成员有中国中医研究院院长施奠邦、国家中医药管理局医政司司长詹文涛和翻译查小沪。

到达达累斯萨拉姆的当天,代表团到中国驻坦桑尼亚大使馆报到。刘庆有大使是一位资深外交官,颇有长者风度,他热情地接待我们。大使馆坐落在印度洋边上,使馆草坪上晒着一摊约二三十根海参。刘大使说,这是使馆工作人员休息的时候从海里捞上来的,这里海参很多,当地人都不会吃。晚宴时,刘大使从一盘螃蟹中,挑了一只手掌大的(最大的)夹到我碟子里,我马上转手夹给了旁边的施奠邦。我对刘大使说,代表团里德高望重的专家和领导是施院长。

第二天,代表团跟着专家小组查房。病房是一间大房间,四面通风。因为是热带地区,和国内的传染病病房完全不同。病房内设有几十张床位。病床像列车车厢里三人座的长椅子,背靠背两张床,排成几列。两张床之间的隔板上,有宽30厘米左右的平面。有的放着杂物,有的放着糊状的食物,一群细小的苍蝇在边上乱飞。大部分患者精神萎靡,呈无欲状,不想吃饭,也没有护士喂饭。早餐或剩饭,就那么放着。有的床空着,患者半夜里死了,也不知道几点死的,濒危时候什么状态,都没有记录。

组长苏诚炼一边用手赶着苍蝇,一边对着患者,向我们介绍病情。他双手戴着薄而透明的塑料手套,时不时地触摸患者,翻一翻患者的眼睑,让患者张开嘴伸出舌头,或看看身上有无疹子。有时向患者问诊,讲几句刚学来的斯瓦希里语。施奠邦和我也都戴了塑料手套,像平常查房一样,一一诊察,细心摸脉。我站在施院长后面,仔细做记录。他把完一个患者的脉,我接着摸。最后,一共诊察了18位患者,我也摸了18位患者的脉,并全部记录下来，这是我的一种学习爱好。过去我在青海工作的时候，接触过白喉、猩红热、斑疹伤寒、麻风、鼠疫等传染病，这次有机会诊察艾滋病，是一个难得的学习机会。诊察完最后一位患者，施奠邦说，不管病因如何，现在的情况属于虚损。

在午后的汇报会上，苏诚炼全面介绍了医疗小组的工作情况。施奠邦给予充分肯定，特别表扬他不怕脏、不怕累，与群众打成一片。但提醒他要注意个人防护，施奠邦严肃地说，要记住，这是一种特殊的传染病，个人防护不能马虎。接着，陆广莘发言。陆广莘说，刚来的时候，莫西比利医院的专家质问我们，中医没有见过艾滋病，为什么能治疗艾滋病？我说，过去，中医是没有见过艾滋病。但是，中医治艾滋病或别的什么传染病，我们的着眼点，都不在与对病毒的直接对抗，而是在于提高、调动人体本身的抗病能力。对艾滋病这样一类病毒性传染病，抗病毒治疗未必是唯一的或最佳的方案。中医治疗乙脑、乙肝、天花、麻疹等，并非消灭病毒，而是重在提高免疫功能和屏障功能。中医有许多治疗病毒性疾病和自身免疫性疾病的经验可以借鉴，可推定百病而不惑！

薛伯寿是名老中医蒲辅周的弟子，在治疗伤寒和温病方面富有经验。他谈到艾滋病患者由于免疫系统崩溃，各种病毒感染乘虚而入，影响患者生活和生存质量。因此，对症治疗非常重要。对症治疗可以减少患者痛苦，提振患者信心，提高免疫功能。他举了一个病例，并

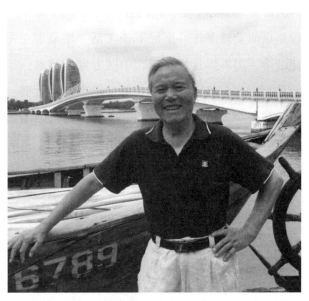

图 5-1　诸国本近照

发口腔溃疡,痛苦不堪。他用锡类散治疗,效果明显,病情好转。

丁梦莉谈了药剂供应如何配合临床,为临床一线服务。一张处方到手,如果是汤头,马上抓药,马上煎熬,马上让患者喝下去。不嫌其繁,不嫌其难。医生治病,充分的个体化,药房必须紧密配合。配方、煎煮、服用,甚至观察疗效,她一个人一条龙服务。

许多业务指导性意见,施奠邦院长都说了。我补充讲了一点,希望大家珍惜这次出国机会。全国几十万中医,你们最早有机会诊疗艾滋病,甚至比国内的西医见得还多。希望大家认真做好病案记录,用白描的方法,把艾滋病患者的症状体征、病情病态、处方用药、治疗反应、情绪变化、濒危状态、疾病转归,用最朴实的语言记录下来,少用中医的套语术语。例如神昏谵语,有神昏就神昏,有谵语就谵语。例如循衣摸床,有循衣则循衣,有摸床则摸床。实事求是,是什么,就记什么。对艾滋病,对这个陌生的传染病,我们要积累知识,为后人提供经验。在你们手里,争取编一本《中医艾滋病学》。

临出国前,胡熙明局长面授机宜,"坦桑尼亚很穷,我们国家也很困难。这次出去,信心要足,调门要低。"到坦桑以后,大家谈到很多生活问题。一般是桌面上谈工作,桌底下谈生活。坦桑尼亚先令,不断贬值。一捆坦桑尼亚纸币,买不到几根香蕉。中医专家的待遇,比其他国家的专家低。因为我们是穷帮穷,尽国际主义义务,但也不能太低,太低了被别人看不起。代表团内部开会,研究了这个问题。我提出可以增加传染病补贴。因为我过去搞过卫生防疫和卫生管理,医院里放射科医生是有防护补贴的,传染科的医生也有补贴。其标准,乙类传染病是一个标准,甲类传染病(烈性传染病)如天花、鼠疫、霍乱又是一个标准。我认为,艾滋病没有特效药,患病后死亡率高,比甲类传染病更危险,应该建立一个特殊的补贴标准。大家同意这个意见,回国后向财政部做了汇报。

从1987年到现在,一晃35年过去了。第一批赴坦桑尼亚治疗艾滋病的专家小组,5个人。其中三位医生,苏诚炼是资深的主任医师,陆广莘和薛伯寿后来都被评为国医大师。如今施奠邦、陆广莘、苏诚炼、吕维柏均已离世，他们都是我的老师和朋友。筚路蓝缕，以启山林。他们是苦难的一代，也是幸运的一代。他们是令人难忘的一代，也是容易被当代遗忘的一代。他们中大多数人已埋入荒草，只有少数人英名留存。我记下他们，怀念他们，正是这个意思。

从陌生到熟悉

根据苏诚炼文字材料整理

> 苏诚炼（1934-2016），主任医师。1956年考入上海第一医学院药物系后转入上海中医学院医疗系。1963年被分配到中国中医研究院广安门医院内科，曾任广安门医院医务处主任、中国中医研究院科研医疗处副处长、医务处处长。中国中医研究院艾滋病专家咨询委员会委员。长期从事以中医为主的中西医结合内科杂症、糖尿病及其并发症的医疗、科研、教学工作。1987年首批赴坦的中医专家组组长。

1987年以前，对于坦桑尼亚民众来说，中医、中药基本是完全陌生的。我们第一批抵达的专家们面临重重困难——不仅要适应完全陌生的工作、生活环境以及几乎完全听不懂的斯瓦希里语，更大的挑战是所诊治的病患根本没有见过中药，更别说让他们服用了。对我们这些中国来的医生，坦桑尼亚患者表现出的是不信任。刚开始的每一次诊疗都要面对患者怀疑的眼光，仿佛在问："西医都治不了我们，你们几个中国大夫，用一些我们从来没吃过的苦汤药就能治好我们了吗？"12月1日，我接诊的第一位住院患者叫阿甘加（Aganja），46岁，农民，因艾滋病伴肺结核入院。他头发稀疏、短少，面色憔悴无光，呼吸急促，咳嗽不止。他有7个子女，但没有一人前来陪护。病痛不仅改变了他的身体，也改变了他的脾气，听护士说他非常不配合治疗。但我每次都耐心地为他诊脉、看舌苔，与他亲切交流，详细地记下他的症状、体征，给他解释他目前的情况以及我要如何治疗。也许是我的耐心诊疗和对他表现出的善意与关心感动了他，也许是看着自己身体每况愈下，他觉得可以试试中药，有一天，他竟然同意使用中药了。此后每次查房，我都会开玩

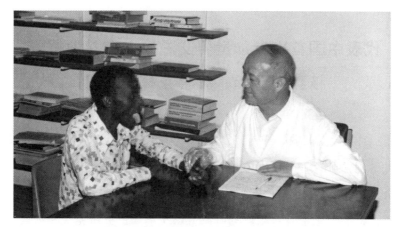

图 5-2　1988 年苏诚炼为坦桑尼亚患者诊疗

笑地说:"怎么样,我们中国的苦咖啡您喝下了吗?"经过 3 个多月的纯中药治疗,阿甘加的整体情况已经好了很多,不适症状均已消失,于 1988 年 2 月 6 日出院,我开具了两服中成药嘱咐他回家服用。他答应此后每周来复查。等到我 4 月回国后,听第二批派驻莫西比利国立医院的专家们说,该患者复诊情况正常,无特殊不适。这样的故事还有很多,就是慢慢地软磨硬泡,异国患者们才慢慢地接受了中药,因为他们知道我们不远万里来到这里就是为了给他们治病。人心都是肉长的,时间长了,他们就不再抵触我们了。

然而,艾滋病的证治规律及有效中医治疗手段尚处在探索阶段,有待同道们共同努力开展后续研究。

中国—坦桑尼亚中医药防治艾滋病 30 年史话

代表中国首次参加世界艾滋病大会并做报告

根据吕维柏、关崇芬材料整理

吕维柏（1928-2019），研究员。1955 年毕业于武汉同济医科大学，1958 年 8 月毕业于中国中医研究院第一届西学中班，毕业时获卫生部颁发的金质奖章，曾先后在中国中医研究院西苑医院内科、中医基础理论研究所传染病研究室、基础理论研究室以及中国中医研究院科研处工作，承担国家科委"八五"攻关重点项目"中医治疗艾滋病"课题并任组长，1988-1991 年作为中医专家组组长赴坦。

关崇芬（1934- ），研究员。1955 年毕业于中国医科大学医疗系，毕业后被分配到中国医学科学院，从事医学微生物及免疫性研究。1981 年 7 月调入中国中医研究院中医基础理论研究所免疫室，后任室主任。曾多次代表中国参加国际艾滋病大会，1988-1991 年赴坦。

1992 年 7 月，结束了"中国—坦桑尼亚中医药治疗艾滋病"的任务一年后，在时任中国卫生部防疫司司长戴志澄的带领下，我们代表中国中医研究院参加了在荷兰阿姆斯特丹举行的"第八届国际艾滋病大会"。这是中国第一次正式组团派代表参加国际艾滋病大会，来自 133 个国家的 2000 余位专家、医学研究人员、社会活动家、政府官员和国际组织的代表参加了大会。大会主题是"全世界联合起来应对艾滋"（A world united against AIDS）。一些与会代表指出，艾滋病的产生和蔓延是与经济落后、贫困愚昧、道德败坏、歧视和不平等的社会现象密切相连的。他们还呼吁国际社会要从政治、经济、社会和文化等角度来看待和处理这一威胁人类生存的严重问题。会上,我们用英文向世界介绍了我们中医专家在坦桑尼亚研究治疗艾滋病的经验和结果:近三年来,我们与坦桑尼亚合作,累计采用中医药的方法治疗了158例艾滋病病毒感染者,患者特点主要为:皮肤感染多,肺结核多,疟疾多。患者脉象以沉细、弦细或细数为多,提示证属虚证为主。舌苔以薄白为主,腻苔少见,舌质多半紫暗或有瘀斑,说明病已入血分。腹泻常突然发生,无明显诱因,不带脓血,无里急后重。急性腹泻以水泻为主,而慢性腹泻以溏泻为主,常伴以腹痛。经治疗后,患者卡洛夫斯基积分(Karnovsky Score)增加3.66分,其中积分增加者占56.50%。免疫功能改善(T4细胞数和T4/T8比值)者为31.01%。中医药治疗艾滋病病毒感染者总有效率(包括显效、有效和部分有效)为39.87%。此外,我们还针对欧美医学专家主张的抑制或杀死艾滋病病毒的方法,提出中医防治艾滋病的新概念:以中草药提高和调节人体的综合免疫能力,从而预防和治疗艾滋病。我们在坦桑尼亚收治艾滋病患者及艾滋病病毒携带者的158个病例一经公布,引起了大会的轰动。与会代表对中医药治疗艾滋病的疗效非常感兴趣,特别关心如中医药治疗是否存在胃肠道等的不良反应,其疗效及作用机制等可否被实验验证,是否有希望开发形成

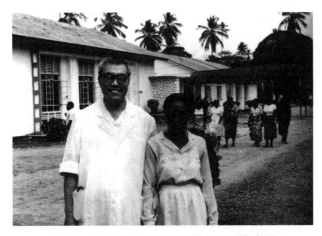

图5-3　1988年吕维柏与坦桑尼亚患者合影

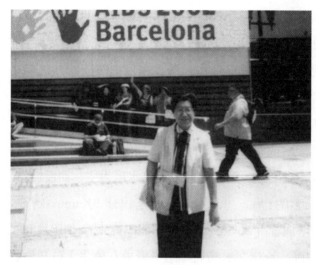

图 5-4　2002 年关崇芬参加在西班牙举行的世界艾滋病大会

新药等。我们对与会代表的问题进行了解答,表示我们愿与世界各国的专家共同就中医药治疗艾滋病开展合作研究,并指出中医药强调个体化辨证论治,胃肠道等不良反应并不常见。我们在坦桑尼亚用中医药治疗艾滋病已有 5 年,现在已初步形成了中研 1 号、中研 2 号等有效方药,期待未来能转化为新药上市,为全世界人民服务。

艰难而充实的非洲之行

根据王健文字材料整理

> 王健（1962- ），1986 年研究生毕业于中国中医研究院广安门医院，获硕士学位。主任医师，博士生导师，现任中国中医科学院中医药防治艾滋病研究中心常务副主任。国家传染病防治科技重大专项艾滋病课题组组长，中国性病艾滋病防治协会副会长，国家卫健委艾滋病医疗专家组成员，中华中医药学会艾滋病分会主任委员。曾于1991年、1998年两次赴坦。

1991年12月6日晚上11点50分，是我终生难忘的时刻，也是我人生事业上的转折点。我乘坐埃塞俄比亚航空公司的波音707飞机从北京出发，经停萨迦，最终抵达东非的坦桑尼亚首都达累斯萨拉姆。这是我第一次踏上非洲大陆，开始了我的中医药治疗艾滋病的实践征途。

工作诊室在莫西比利国立医院。我们每周3次半日门诊，每次两名医生，接诊50位左右艾滋病患者。我为了能尽快与患者沟通，努力学习英语口语，还简单地学了当地语言——斯瓦希里语。我的坚持和努力没有白费，1个月后就能熟练地与患者进行交流。

我在坦桑尼亚一共工作3年，第一次从1991年到1993年，第二次从1998年到1999年，3年共接诊了上千人次的艾滋病患者。艾滋病在当时对我们国内人来讲是很陌生的，而在当地却是常见病和多发病，到门诊来治疗都是需要预约的。我们的坦桑尼亚合作伙伴娜奥米（Naomi）医生是1985年从北京医科大学毕业的，她主要负责患者预约和一些门诊组织管理方面的工作。

我们的患者基本都是艾滋病晚期的患者，机会性感染非常普遍，在同一个患者身上，可出现肺结核、口腔念珠菌感染、肺孢子菌肺炎、广泛皮疹、

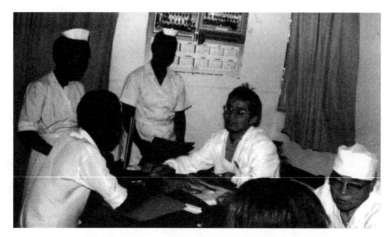

图 5-5　1992 年王健在坦桑尼亚为患者诊疗

严重腹泻、极度消瘦、肿瘤等。当时西药只有 AZT，而能够购买并服用西药的只是极少数有钱人和外国人，因此，我们中医专家组在当地是很受欢迎的。我们更多的是对症治疗，运用中医药治疗他们的各种机会性感染，通过辨证论治，对症治疗可以取得很好疗效。虽然我们不能彻底挽救他们的生命，但能够让他们减轻症状，减少痛苦，提高生存质量，延长生命。

　　通过学习和实践，我真正体会到艾滋病晚期是一种多系统、多器官、多病原体的复合感染。虽然从书本上了解了不少 CD_4 细胞在免疫系统中重要性的有关知识，但真正对 CD_4 与病情进展相关性的了解还是从临床上体会到的。患者绝大多数是因为出现症状体征而就诊，有几个与病死率相关性非常高的临床表现：极度消瘦、严重腹泻、咳嗽伴呼吸困难、不能进食、肿瘤等。一查 CD_4 都非常低，当时还没有病毒载量的检测指标。这使我充分认识到艾滋病病毒大量破坏机体免疫系统（CD_4 细胞）后，病情快速进展，因各种机会性感染而导致死亡。可是也有几个患者出现 CD_4 细胞与病情进展并不完全一致的现象。这些病例给我的启示是：CD_4 细胞是非常重要的免疫细胞，但不是唯一的免疫细胞。实践出真知，来源于临床的知识和思考才是最符合实际的。

历史在这里被记载——大英博物馆的艾滋病处方笺
根据危剑安文字材料整理

> 危剑安（1963- ），教授，主任医师。1985年毕业于上海中医学院医疗系，同年入职中国中医研究院广安门医院内科，1991年取得中国中医研究院广安门医院中西医结合老年医学硕士学位。1999年-2000年作为中医专家组组长赴坦，2000-2006年中坦中医药防治艾滋病项目执行负责人，国家中医药管理局临床免疫（艾滋病）实验室负责人。

在大英博物馆，收藏着这样几组中药饮片袋，附着治疗艾滋病的处方纸。这是20世纪90年代末，中国中医研究院派出到坦桑尼亚的中医专家组在中医门诊治疗坦艾滋病患者时开具的处方，后来经英国文化协调处带到了大英博物馆。它代表着西方文明对中医学的认可，也代表着中医药对世界人民做出的贡献。这个故事还要从1999年说起。

1999年，我作为中国中医研究院第八批派出专家组组长赴坦，在坦期间，除做好本职工作外，专家组还经常走访世卫组织驻坦桑尼亚办事处、达市大学、英国文化代表处等非政府组织，与这些机构保持着良好的关系，经常为这些机构的工作人员进行中医药免费治疗。我本人多次接受中国驻坦大使馆指派的到俄罗斯驻坦使馆、印尼驻坦使馆、英国驻坦使馆等外交医疗任务。经常会有西方国家的非政府组织人员慕名前来莫西比利医院中坦中医艾滋病门诊和中药房进行观摩，希望了解中医医生是怎样看病开处方的，他们对中医专家组所用的中草药能治疗艾滋病感到很惊奇。有时这些参观者也会提出带走一些中草药、中药饮片袋、中药处方和中成药，我们都会满足他们的要求，同时友好赠送我们中医专家组药房的维C银翘片、科泰欣（青蒿素

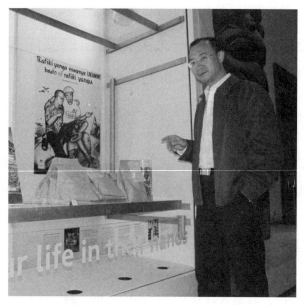

图 5-6　大英博物馆从坦桑尼亚达累斯萨拉姆收录的中医处方袋

片)、清凉油、风油精等在坦日常用得上的产品,让他们亲身体会中医药的疗效。回国工作后的一天,我收到来自英国朋友的电子邮件,告诉我他在大英博物馆看到了我们在达累斯萨拉姆治疗艾滋病的中草药。之后,我与几位朋友专程去大英博物馆找到了存列在橱窗内印有中药名的牛皮纸袋、处方及相应的中药饮片。朋友们都很兴奋,纷纷在橱窗前留影纪念。我知道这是历史的见证,大英博物馆为中坦中医药防治艾滋病的历史做了一次记录,也为中国中医研究院广安门医院承担中坦中医药防治艾滋病项目做了一次记录,让中医药在世界攻克艾滋病的历史上获得真正的记载!

从免费门诊向收费门诊过渡

根据杨凤珍文字材料整理

> 杨凤珍(1963-),主任医师,1990年取得中国中医研究院广安门医院中医内科硕士学位,2004年获北京中医药大学中医基础理论专业博士学位,现于中国中医科学院广安门医院从事路志正国医大师传承工作室及风湿病科工作。长期从事中老年病、风湿病等临床工作,在中国中医科学院艾滋病中心工作期间,参与国家"十五"科技攻关等多项课题,2006—2008年作为中医专家组组长赴坦。

我于2006年9月赴坦桑尼亚执行第七阶段中医药防治艾滋病合作研究。第六阶段及以前的艾滋病中医门诊的管理方式:由中方免费提供药品,坦桑尼亚莫西比利国立医院提供诊室。随着中医疗效逐步得到坦民众认可,一些非艾滋病患者也慕名而来,我们中医专家同时承担着为坦政府官员、中国驻坦使馆人员免费诊疗的任务。如此一来,药品入不敷出,极大影响了诊疗效

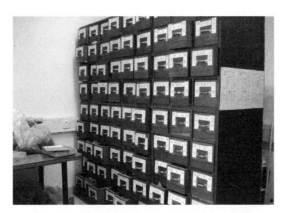

图 5-7 坦桑尼亚中医门诊中药传统饮片室

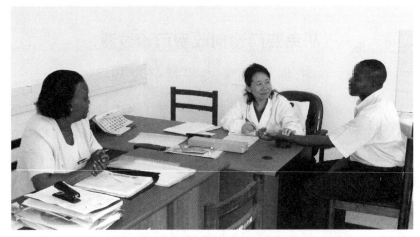

图 5-8　2006 年杨凤珍与坦医师在新中医门诊诊治患者

果。为了保证艾滋病门诊的正常运行，第七阶段的合作内容除对坦方艾滋病患者继续提供免费中医药治疗外，增设非艾滋病患者综合收费门诊，主要目的是收回药物成本。这一过程的实施虽说有些艰难，但在中坦卫生管理部门、莫西比利国立医院领导以及中方专家组的共同努力下，经多次沟通磋商，筹措资金，借助中资公司支援，经过半年多的筹备，最终完成了新门诊的建设。新门诊包括一间新诊室、一间药房和一间药库以及新的办公桌椅、诊床、病历柜、药物货架及空调等。其中，药库铁质货架是在中国驻坦使馆经代处代表刘玉林参赞协调下由中资公司免费援建，门诊空调及药房塑料货架由中方专家组节省生活开支购置，其余由坦方医院配备。2007 年 6 月，中医综合收费门诊正式启动，门诊和药房工作环境得到极大改善，中坦医务人员工作热情高涨。本批专家组主要为内科医生，门诊以中医药疗法为主，配合非药物疗法。自 2006 年 10 月至 2008 年 12 月，中医专家组共免费接诊艾滋病患者 51 例，跟踪 45 例，共 716 人次；综合收费门诊自 2006 年 10 月至 2008 年 12 月共接诊 1438 人次。为扩大门诊影响，对坦桑尼亚政府官员及莫西比利医院职工与家属暂免收费。

病历与药品管理工作，同样具有挑战。本阶段逐步完善病历分类管理，更新了病历夹。此外，对每年度海运药品的提取工作有了更高的要求，中医组药品进口坦桑尼亚依托中国驻坦医疗队援助的途径，因坦桑尼亚建立并完善药品进口管理制度，援助的中药产生了在坦境内无注册、无英文标识等问题，致使每年度药品提取延迟数月甚至半年以上。专家组在克服人员短缺的情况下，完成2006年、2007年度海运药品从卫生部中心药库提货、入库、整理等繁重的工作。令人兴奋的是，为了扩大中医综合门诊规模和影响，方便药物贮存，我们除配备中药饮片、中成药以外，海运药品首次增加了中药免煎颗粒，极大方便了患者。

如实记录中医药诊疗的每一天

根据李博提供材料整理

> 李博（1979- ），主任医师。2006年取得北京中医药大学中医学硕士学位，现就职于首都医科大学附属北京中医医院，2006年-2017年在中国中医科学院西苑医院工作。北京中医药循证医学中心秘书长，首都医科大学附属北京中医医院、北京市中医药研究所循证医学中心主任。于2008-2010年赴坦。

2008年7月24日是我第一次在非洲出诊，不免紧张。根据坦以前的门诊量，一般上午也就10位患者左右，比起我在国内门诊要少很多。

先看看莫西比利医院的诊疗程序，以及中医组工作的流程：中医门诊部接诊患者由护士柔丝（Rose）负责。来诊的患者挂号后在我们的诊室外面候诊，由柔丝找到患者的病历后引领进来。如果是复诊，我先阅读病历，病历由我们中医组专家用中文书写，了解情况后，在翻译娜奥米的帮助下，进行问诊和查体。如果是初诊患者，则直接进行问诊，有时我也会用一些简单的英语和患者直接沟通。

随后进行中医特色的舌诊和查脉，这是当时我最熟悉的英文：请伸出手，张开嘴让我看看你的舌头（Show me your hand, please! Open your mouth, show me your tongue, please）。

记录病情后进行简单的病情分析，判断病情，是肝肾阴虚，还是脾虚气滞……随后进行治疗原则和具体治法的确定，最后处方，并告知护理和调摄，平常应该注意什么。

如果是艾滋病患者，再关注一下当前CD_4数值及肝肾功能。同时进行辨

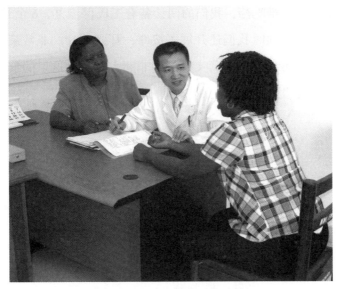

图 5-9　李博为坦桑尼亚患者诊疗

证论治，开具广安颗粒或者艾宁颗粒，其他症状对症治疗。

上午的患者，有来要求减肥的，有不孕症，有遗尿，有抽动秽语综合征，过敏的，林林总总，各不相同。

大部分复诊的患者吃了中药后效果很好，我想可能跟药物敏感有关系，在国内可能收不到这样的疗效。

在这里开药和国内也不同，需要量体裁衣。并不是所有需要的药物都有，同时也并不是需要的剂量都有，要根据免煎颗粒的剂量来开药，例如，陈皮只有 6g 当量的，甘草是 3g 当量的，当归是 10g 当量的，所以，陈皮只能开 6g 或者 12g。

在运用中药治疗胃部疾患的时候，首先应当严格按照中医的辨证，寒热温凉，虚实表里，五脏相生相克，然后参考现代药理研究，哪些草药具有抑制杀灭幽门螺旋杆菌的作用，综合考虑，开具处方。再有的患者就是腰腿痛，运用当时我在焦树德门诊学习两年的经验，往往效如桴鼓，包括痛风的患者，以及部分咳嗽的患者，基本可以从容应对。儿科的患者也不少，很多 1 岁以内的,脾胃虚弱,很难吃药,我们的门诊备有王氏保赤丸,6个月以内5粒,每加一个月加1粒。同时我们还开展了按摩,耳穴治疗。非常荣幸,我可以作为代表把中医药特色和中医药文化带到非洲大陆,为这里的黎民百姓带来健康福祉,这也是"大医精诚"的体现。

坦桑尼亚之缘

椰林白浪吊床边,儿童戏沙祈平安。

人生打拼共鏖战,万里相逢在海滩。

扬帆颠簸登岛尖,沙滩逐浪莫等闲。

畅谈人生与企盼,碧波深处有桃源。

永生难忘的时刻——国家主席与我三次亲切握手
根据白文山文字材料整理

> 白文山（1961- ），中国中医研究院广安门医院实验检测中心，副主任技师，曾先后在中国中医研究院广安门医院外科研究室、肾病科、艾滋病研究室工作，分别于2003年、2008年两次赴坦，第二次赴坦担任专家组组长。

中国驻坦桑尼亚使馆在2009年新年活动时宣布了一个振奋人心的好消息，2009年是中坦建交45周年，国家主席胡锦涛将在2月14日至16日应邀访问坦桑尼亚。这是自中坦建交45年以来，中国国家最高领导人首次访问坦桑尼亚，我与另外30多名驻坦专家组长很荣幸地承担了机场迎送任务。

2月14日这一天终于到了，晚上7点多，我们来到中国驻坦大使馆集合，一同前往机场等候胡主席的到来。机场道路两侧挂满了宣传标语：欢迎中华人民共和国胡锦涛主席访问坦桑尼亚，中坦友谊万岁，等等。停机坪附近有几百名当地人民的欢迎队伍，他们身着五颜六色的当地服装，挎着腰鼓，期盼着胡主席的到来。10点多钟，主席的专机抵达达累斯萨拉姆国际机场，舱门打开了，胡主席挥手走下悬梯，首先与坦桑尼亚时任总统贾卡亚·基奎特握手拥抱，紧接着坦桑尼亚儿童向主席献花，主席与中国驻坦大使、我们驻坦专家一一握手，并亲切地说：谢谢！我们回复说：主席辛苦了！随后，胡主席驻足观看了当地的欢迎表演，大约40分钟后欢迎仪式结束。

第一次握手已足以让我激动不已了，不过，更激动人心的还在后面，胡主席2月15日下午将在下榻酒店接见我们驻坦医疗专家、华人华侨和中资机构代表、使馆经代工作人员。我们一行人大概下午2点就抵达了酒店大堂，

中国—坦桑尼亚中医药防治艾滋病 30 年史话

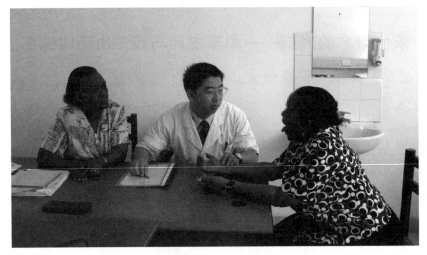

图 5-10　2009 年白文山为坦桑尼亚患者诊疗

等候主席。大家都很安静地等待，大堂里安静的似乎都能听到大家激动的心跳声。很快，听到门口的脚步声了，一群人簇拥着胡主席，他慢慢踱步进来，微笑着向我们挥手致意。我不知道说什么好，只有使劲地鼓掌。随后，主席和我们第一排同志一一握手，这是第二次握手了！一股暖流似乎从祖国传递到了我们的心田（只有第一排才有握手机会，国家还是很重视援外医疗专家的，援外医疗的专家都在第一排）。随后是合影，合影结束后，主席发表了简短的讲话，回顾了中坦友谊，并向大家介绍了他的行程，还鼓励我们再接再厉，为中坦友谊做出贡献。他的语言平和却掷地有声！我们的心情久久不能平静，主席的到访似乎让我们看到了祖国人民的嘱托，让我们默默发誓：要不辱使命，圆满完成祖国人民交给我们的任务！

　　短短的 3 天很快就过去了，胡主席将于 2 月 16 日上午离坦，我们又一次来到机场为主席送行。10 点钟，胡主席及同行人员抵达机场，与我们一一握手道别，走上悬梯还在向送行人员挥手致意。他微笑着转身走进机舱，而我们直到飞机起飞还在向飞机挥手，久久不舍得离开。这一幕好像定格了一样，永远留在我的记忆中。

感念坦桑的日子

根据段长春文字材料整理

> 段长春（1965-　），1988年6月毕业于广州中医学院后分配到中国中医研究院（现中国中医科学院）工作，先后在院属广安门医院、针灸医院、中医专家门诊部长期从事临床工作，现就职于中国中医科学院眼科医院，任主任医师，2011-2012年作为中医专家组组长赴坦。

2012年5月30日，援坦医疗队赵大夫推荐了一名患者来看中医，这名患者是坦桑尼亚总理府一少将马提库（Matiku）先生。患者2011年4月两肘部开始出现皮疹伴瘙痒，渐漫及全身四肢胸腹后背，皮疹部有渗出液，服用激素可止，停药则复。病程迁延，久不见效，遂求中医。我为他定治则以和血祛风、解毒化湿。处方罢，说明服法和宜忌事项。交费、取药之后，马提库先生满意而去（一周后如约复诊）。同日，还随访了一位患者巴斯莉（Basile），她虽是莫西比利这个坦桑尼亚最大的国立医院的护理员，但也并不富有。4月19日初诊，中医疗效不错，却因负担不起费用而中断；5月17日，在我保证用最优惠的中药为她诊疗后，才继续接受检测和中医药治疗。今天如约就诊，诉鼻渊症状明显改善了，但最近时觉左侧肢体有麻木感。虑其高血压史10余年，于是建议重视神经内科检查，并及时反馈情况给我，好酌情处置。

同样是患者，而对待有所区别，为什么呢？我心中想着的是：这两位患者，富贵者正常收费，希望他不介意；贫穷者适当优惠，愿助她少受难堪。虽然自己很明白，看好一个权贵，对促进中医在坦的影响更加有意义，但不敢忘怀《大医精诚》教诲："若有疾厄来求救者，不得问其贵贱贫富，长幼妍

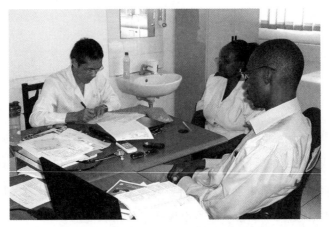

图 5-11　2012 年段长春为坦桑尼亚患者诊疗

媸，怨亲善友，华夷愚智，普同一等，皆如至亲之想"。他们都愿意看中医，那么，我就要为这同一种信任和同一样期待，而专心致志地来辨证论治，因病施药，一心一意地去已病却疾、排忧化苦，不敢辜负了"若有疾厄来求救者"的一片厚望……

采桑子·叹医本仁心莫负焉

中医疗法堪期待，富贵来焉，
穷苦来焉，皆盼其忧有治焉。
既将渴望相托付，化彼心酸，
复彼心安，医本仁心莫负焉。

实践篇

不同于国内的方方面面

根据宋春鑫文字材料整理

> 宋春鑫（1978-　），2006 年取得中国中医科学院中医内科硕士学位，现为中国中医科学院广安门医院副主任医师，艾滋病研究室副主任，广安门医院免疫重建门诊负责人，长期从事中医药的临床与科研工作。2012-2014 年作为中医专家组组长赴坦。

坦桑交通

达市作为坦桑的首都，主干道只有两条柏油路，双向四车道，所有到市内工作的车辆都在主干道上行驶。这个国家路面上跑的车 80% 是二手车，而二手车中有 95% 是日本车。坦桑没有汽车报废之说，只要能开动，就可以上路，所以路上遇到抛锚的车也就见怪不怪了。上班途中偶尔也会遇到总统出行，这时候汇往主干道的道路就会临时封闭，一般最少也需要 40 分钟。中医组每天的工作时间是早上 8 点到中午 12 点，由驻地开车到医院大概需要 20 分钟，但我们必须提前半小时从驻地出发。

科室梯队

工作地点莫西比利国立医院是达市最大的公立医院，传统医药门诊有工作人员 5 人，中医专家组 2 人，医院护士 2 人，翻译 1 人。由于当地患者很多没有机会得到良好的教育，所以大部分人不会说英语，只能用当地的斯瓦希里语交流。医院给专家组配的翻译叫阿蒙佳（音译），得益于中坦双方人才交流项目，在北京外国语大学学习汉语一年，然后在同济医科大学学习医学专业 5 年，是一个中国通。两名护士一位偏胖，叫玛托（前文 Rose），一位偏瘦，叫嚇乌里（音译），负责给专家组分诊、取病历、发放药物。她们对中国

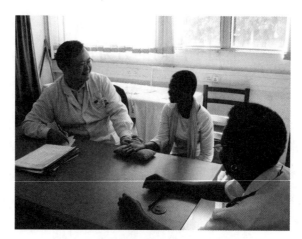

图 5-12　宋春鑫为坦桑尼亚患者诊治

非常感兴趣，经常跟专家组学习一些简单的汉语，她们说希望今后能有机会去中国看一看。而专家组也向她们学习当地的斯瓦希里语，有时候感觉大家在一起像是一家人，让我们暂时忘却了思乡之苦。

就诊时间

刚开始的门诊工作也是一个适应的过程，专家组在 8 点到门诊后，发现一个就诊的患者也没有，等到 10 点的时候，陆陆续续来了患者，有时候 12 点多还有很多患者来。后来才知道，这和当地人的生活习惯有很大关系，当地人一般是 9 点钟吃早饭，下午 3 点吃午饭，大多数人吃两顿饭，只有家里条件好的吃第三顿饭，也就是晚餐，不过都是在晚上 9 点之后。两名护士和就诊患者沟通，要求他们在 11 点之前来医院就诊，并告之中医组的工作时间到 12 点。

关爱孤儿

在工作之余，专家组也和当地华人华侨一起前往孤儿院，给孤儿们送去一些衣服、玩具和一些常用药物。这所孤儿院是个人承办的，主要收入来源是当地政府的补贴和社会各界的捐助，老师和孩子们都是穆斯林，大概有 70 多个孩子，院长夫妇和两位老师。当我们将捐助的玩具、衣服送到孩子们手中时，他们都会说"ASANTE"（斯语：谢谢），然后用手抚摸着，传给下一个孩子，最后会整整齐齐地摆放在一起。孩子们不会私自占有这些玩具和衣服，都会等待院长和老师统一分配。这里的每一个孩子的脸上都洋溢着笑容，也许这就是非洲孩子天生具有的乐观心态吧。

我在坦桑尼亚培训中医

根据付征文字材料整理

> 付征（1981- ），2007年中国中医科学院研究生毕业，现为中国中医科学院广安门医院急诊科副主任医师，中华中医药学会北京急诊分会委员，中国中西医结合学会北京重症分会委员，北京冬奥会西城医疗专家保障组成员，长期从事中西医结合临床。2017—2018年赴坦。

2017年10月24日，我们一行3人抵达坦桑尼亚，此行主要工作是中医药培训。抵达之后，我们和坦桑尼亚卫生与社会福利部传统医药司的穆哈迈博士（Dr. Mohamy）进行了工作讨论，顺利安排了课程表及授课内容。出国前我们经过了集训，配齐了相关教材并做了仔细备课，信心十足。但没想到两次授课后就出了问题。参加的学员由刚开始的好奇变得沉默，没有人提问题，甚至有人中途离场。我立即把原本的课程停下来，通过和学员聊天，慢慢了解到培训效果不理想的原因。我把它总结成"过三关"。

第一关，文化背景差异。学员大多接受西方教育，虽然本国也有传统医药活动，但大多在偏远地区或农村，没有专业书籍，医院也没有相关科室，学员对传统医药的认知度不高。我调整了课程内容，从中医的发展历史说起，通过举例和联系现在的医学知识进行讲解。这样一来，学员们接受度明显高了一些，对于我提出的问题也更愿意参与讨论。再比如，讲到中医的"邪气"（Evil QI），有的学员就问到，是这个人中了邪而生病吗？类似的笑话很多，这恰恰提醒了我要注意细节，尤其是概念性的内容，一定要考虑到文化差异。

第二关，授课形式差异。我们国内的中医学授课多是老师讲大课，学生详细记笔记和课下进一步复习，要求先了解后掌握。而欧美教育提倡互动，

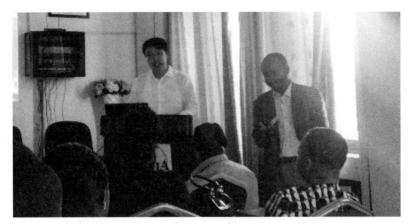

图 5-13　付征为坦桑尼亚传统医学从业人员培训中医

多是设计一个知识点进行讨论，大家根据自己的情况去查阅资料，发表观点，再由老师给出判断和解读。所以我开始时讲到"火曰炎上"，他们就会产生很多问题，"这个火是哪里产生的""火为什么往上走""这个火和现代医学有什么关系"，等等，如果这些问题不给他们说明白的机会，接着往下的内容很难进行。

第三关，理论和实践的差异。很多学员问到，你们国家人民信任中药吗？会很容易接受中医治疗方案吗？这说明他们对于中医理论和临床实践的联系产生了疑问。我解答道：我们国家的老百姓不但信任，而且确确实实就是依靠传统医药治疗疾病、繁衍生息下来的。接下来，我会通过几个具体的中药治疗病案进行举例说明，让学员们看到实际应用过程。过了这"三关"，后面的授课工作才逐渐顺利起来。

时间过得很快，当我们健康平安地返回祖国后，还常常会想起那里的物、事、人。如果有人问，你们有什么成绩？我会骄傲地告诉他：我们把先进的中医药学理论带了过去，对于因为贫困而看不起病的非洲老百姓来说，对于拥有过万种天然动植物药的坦桑尼亚来说，送去了希望，更传递了我们中医人的进取精神和"医者仁心"。

第六章
坦桑尼亚中医药治疗艾滋病病案分析

1. 苏诚炼中医药治疗艾滋病伴肺结核病例

基本情况：患者 Aganja，男，1941 年出生，农民，已婚，育有 7 个子女，1987 年 12 月 1 日初诊后住院。1970 年曾患过肺炎，从 1987 年 3 月末开始咳嗽，左胸痛，消瘦，乏力，发热，有时呕吐。体检：T：39℃，P：126 次/分，R：38 次/分，BP：120/80mmHg，体重 50kg。

西医诊断：肺结核，渗出性胸膜炎，艾滋病。

中医诊断：正虚邪乘，肺气壅塞不宣，气道不利，肺气上逆气短。热邪袭肺而咳嗽，肺热伤阴而发热，手足心热，便秘腹胀。胸有饮邪，故胸痛。证属肺热阴虚，宣降失司。

中医治疗：清热宣肺，佐以清润之品。以清金化痰汤合葶苈大枣泻肺汤加减。

处方：

1. 黄芩 10g　桑白皮 6g　浙贝母 10g　桔梗 10g　知母 6g　陈皮 6g　杏仁 10g　玄参 10g　牡蛎 30g　葶苈子 10g　瓜蒌 10g　生甘草 10g

3剂，1剂/日，水煎分2～3次服。

2.人参生脉饮口服液10支

1支/次　2次/日。

1987年12月11日开始用药，12日体温已降到正常，夜间汗多亦减。口渴已消失。14日，头痛、心悸、呕吐等症状均已消失，自觉咳嗽较前减轻。继续服用此前方，去陈皮、黄芩，加桃仁10g。继续口服人参生脉饮口服液。18日，药后诸症减轻，自觉精神较好，食欲大增，手足发麻已消失，唯有时咳嗽，服汤药后心悸，脉弦滑，心率90次/分。查体发现颌下、颈部、锁骨上、腋下、腹股沟淋巴结肿大，有压痛。

证属心虚邪乘，肺失宣肃，痰浊凝滞。治拟扶正祛邪，宣肺化痰，佐以散结之品，方以清金化痰汤、葶苈大枣泻肺汤合扶正1号方加减。

处方：

1.浙贝母10g　杏仁10g　玄参10g　牡蛎15g　瓜蒌10g　夏枯草10g　山慈菇10g　生晒参10g　紫草10g　当归10g　僵蚕10g　葶苈子10g　甘草10g

5剂，1剂/日，水煎分2～3次服。

2.人参生脉饮口服液10支

1支/次，2次/日。

该患者自1987年12月1日入院至1988年2月6日出院时，情况已好转，眠纳均佳，精神好，能自由活动，原有症状均消失，无其他不适。

1988年6月，莫西比利国立医院医生反馈，该患者复查，情况良好，无特殊不适。

2.薛伯寿中医药治疗艾滋病发烧、腹泻伴皮疹病例

基本情况：患者Charles，男，1946年出生，1987年12月26日初诊。慢

性腹泻1年，伴有肠鸣，日排便6次以上，有脓性样物，臭味重，半年来常有低烧，进行性消瘦，疲乏无力，4天来咽喉疼痛甚剧，咽部充血。脉弦细而数，舌偏红苔黄。体温38℃，颈部、腋下及腹股沟淋巴结肿大，1cm×1.5cm至2.5 cm×3 cm，化验HIV阳性。

中医诊断：伏气瘟疫。证属疫毒内蕴，新感外邪，肺气郁闭，肠胃失调。治拟解毒透邪，宣肺利咽，升阳除湿，调和肠胃。

中医治疗：

处方：

蝉衣5g 僵蚕10g 片姜黄8g 熟大黄6g 苍术、白术各10g 防风6g 白芍10g 茯苓10g 升麻8g 桔梗6g 黄连5g 吴茱萸1g

5剂，1剂/日，水煎分3次服。

六神丸10粒/次，3次/日。

7日后，咽痛已除，咽部充血消失，体温正常，大便3次/日，已无脓性物，肠鸣减轻，精神好转，能到病房外散步。

复诊：1月5日起咳嗽，清稀痰甚多，肠鸣加重，辘辘有声，水样便而有黏液，脉弦细滑，舌质有瘀斑，苔薄白。证属久泻伤脾，脾虚生饮，痰饮蕴肺则咳，饮走肠间则肠鸣而泻。治拟健脾益气，温阳化饮。

复诊处方：

党参10g 白术10g 茯苓10g 甘草8g 葛根8g 广木香4g 乌梅3枚 桂枝10g 五味子6g 法半夏10g 细辛4g 干姜6g

5剂，1剂/日，水煎分3次服。

服2剂咳嗽即止，稀痰消失。继服5剂后，又以上方加大黄炭4g，桃仁6g。肠鸣渐消失，腹泻大减。

三诊：1月21日，咽痛又起，恶寒发热，体温39℃，咽充血，脉数而滑，舌苔薄黄，治拟疏散解毒。

处方：

蝉衣 5g　僵蚕 8g　片姜黄 8g　焦大黄 3g　升麻 8g　柴胡 10g　桔梗 6g　苍术 10g　防风 6g　银花 10g　玄参 8g　乌梅 3 枚

5 剂，1 剂 / 日，水煎分 3 次服。

服 2 剂后发热即退，咽痛大减，大便转为 1 次 / 日，饮食增加，体重从 48.5kg 增加到 52kg。

2 月 4 日出院，继用香砂六君丸。

3. 危剑安中医药治疗晚期艾滋病伴疟疾、舌溃疡长期存活病例

基本情况：患者 Otilia Mwingira，女，1957 年出生，职员，已婚，1992 年 4 月 9 日因舌尖部溃疡不愈来中医艾滋病门诊求治。查 HIV 抗体阳性，为异性性行为感染艾滋病病毒，其丈夫于 1990 年 9 月 8 日死于艾滋病。患者有反复患疟疾史和舌尖溃疡史，经常干咳少痰，乏力倦怠，舌痛。体检：T：36.4℃，P：104 次 / 分，R：19 次 / 分，BP：16/10.7kPa，体重：64kg。舌质红，尖部有溃疡，苔花剥，口糜。脉细数。颌下淋巴结肿大明显。CD_4：18 个 /μL，CD_8：48 个 /μL。

中医诊断：伏气瘟疫（气阴两虚）。

中医治疗：服用中药 809 片，40mg/ 次，2 次 / 日。舌尖溃疡消失，CD_4 有所上升，但停药后又下降。后改服中研 1 号颗粒，40mg/ 次，3 次 / 日，病情基本稳定。此后间断以汤剂、生脉饮、六味地黄丸、牛黄解毒片等治疗。

1999 年 12 月服用广安门医院制剂艾灵 1 号、艾灵 3 号，至 2002 年 11 月，查 CD_4：271 个 /μL，CD_8：818 个 /μL。体重 67kg。偶有感冒发热、皮疹，中医辨证开汤药治疗后均可控制，一直坚持上班。

该患者是一名纯中医药治疗 10 年以上的艾滋病患者。其丈夫 1990 年因艾滋病去世，由此推断她感染艾滋病毒可能早于 1990 年，至 1992 年 4 月 9

日来莫西比利医院中坦中医艾滋病门诊初诊时已是一名晚期艾滋病患者，如得不到有效治疗将有生命危险。2005 年以前坦桑尼亚普通民众没有机会获得免费的抗艾滋病病毒西药治疗，中医药治疗是他们获得继续生存机会的唯一希望。这个患者经过几批中医专家组的精心治疗，病情得到明显控制，CD_4 由 18 个 /μL 增加到 100～200 个 /μL 波动。到我们第五阶段合作结束时，患者 CD_4 达到 271 个 /μL，疟疾和舌尖溃疡很少发生，临床症状很少，基本上可以正常生活和工作。

4. 杨凤珍祛湿化浊、宣肺清胃治艾滋病咳喘、腹泻、胃痛伴口糜

基本情况：患者男性，1959 年出生，2008 年 5 月 6 日就诊。主诉反复咳嗽、气喘 6 个月，咳吐白痰呈泡沫样，午后发热，服用磺胺药 5 天，因胃痛烧心停药 2 天，伴大便稀软，腹胀，口腔溃疡伴白霉。观舌淡红、苔白厚腻。脉弦细滑数。

西医诊断：艾滋病，卡氏肺囊虫肺炎（肺孢子菌肺炎）。

中医诊断：伏气瘟疫，咳嗽，喘证，口糜，胃痛，泄泻。

中医辨证：湿浊伏热、阻于上中焦。

中医治疗：祛湿化浊、清热解毒。

处方：

杏仁 10g　白豆蔻后下 6g　生炒薏苡仁各 15g　厚朴 6g　苍术 10g　陈皮 6g　白芥子 10g　前胡 10g　土茯苓 15g　黄连 3g　吴茱萸 3g

7 剂，水煎服，1 剂 / 日，分 2 次服。

1 周后复诊，发热已退，咳喘减轻，晨起仍有黄痰，口腔溃疡愈合，胃痛好转，大便 2 次 / 天，晨起成形，晚间大便稀软，腹胀。舌苔中、根部黄腻。脉弦细滑数。继上方加鱼腥草 15g，10 剂，水煎服；病情稳定后以香砂六君子丸维持治疗。

按语：患者口糜，伴胃痛烧心、大便不调。舌面霉斑，舌偏红苔白腻或黄腻。脉细滑。辨证属湿浊伏热，故治宜辛开苦降、化浊清热。可方选左金丸、甘草泻心汤加减。若湿热伤阴、舌边尖红有裂纹，泻心汤宜减半夏、干姜辛热，可酌加生地黄、石斛、茵陈滋阴清利湿热。本案患者同时咳喘，咯泡沫样白痰，伴胃痛，大便稀软，口腔溃疡霉斑，苔白厚腻。辨证属湿浊伏热，阻于上中焦。故治以祛湿化浊、宣肺清胃，选用自拟蒿苓芥苏饮（青蒿、土茯苓、白芥子、炒苏子、半夏、炙麻黄、桑白皮等）、三仁汤、左金丸加减，诸症得以缓解或改善。

5. 宋春鑫中医药治疗艾滋病伴腹泻病案

基本情况：患者 Juli，女，1987 年出生，无固定职业，2013 年 4 月 10 日，因反复腹泻伴乏力、消瘦，来中医艾滋病门诊求治。患者自述 HIV 阳性，传播途径为异性性传播感染艾滋病病毒。育有 2 个孩子，其男朋友已经离家多年，独自一人抚养子女。

现病史：乏力，消瘦，大便 3～5 次/日，水样便，纳差，不思饮食。服用当地医生开具的药物（具体不详），未见好转，遂来门诊求治。既往史：HIV 感染史（时间无法确定），HAART 用药史（具体不详）。查体：皮肤弹性可。腹软，按之隐痛。体温正常。体重：48kg。追溯病史：2012 年 12 月查 CD_4：135 个/μL，CD_8：267 个/μL。

西医诊断：艾滋病，慢性腹泻。

中医诊断：泄泻，脾肾阳虚证，气虚血瘀证。

中医治疗：服用参苓白术丸，1 袋/次，2 次/日。黄芪 30g，白芍 20g，甘草 10g，煎煮后送服参苓白术丸，服用 2 周。

2013 年 5 月 8 日复诊

患者气色明显好转，见面后喜形于色，主动用斯瓦希里语和我打招呼。

自述回家后,坚持服药,大便次数3天后就有了好转,腹痛缓解,目前体重增加了2kg,感觉身体也有了力气。此次来门诊,主要是表示感谢,再者希望再拿一些药物。

依据患者情况,开具参苓白术丸,黄芪30g,砂仁5g,甘草6g,继续服用2周。

按语:腹泻是艾滋病发生发展过程中常见的一种并发症,尤其在艾滋病中晚期,免疫力低下的情况下发生率很高,往往迁延不愈,多达数月,体重下降,营养不良,形体消瘦,甚至形成恶液质,如果并发其他感染,重则可导致死亡。

理论篇

第七章
艾滋病在中国内地的流行情况

在美国报告全球第一例艾滋病病例 4 年之后，1985 年，一位阿根廷裔美籍青年以旅游者身份进入中国，自西安旅游返回北京后，于 6 月 4 日 18 时 10 分因"肺部感染"入住北京协和医院的外宾医疗科病房。该患者入院时神志尚清，但高热不退，呼吸困难进展迅速，至次日 19 时 30 分转 ICU 病房，6 月 6 日 10 时 10 分，患者死于呼吸循环衰竭。参与救治的内科副主任王爱霞发现该患者所患为卡氏肺孢子虫肺炎（PCP），各种抗感染类药物对其均无作用，怀疑患者为艾滋病患者。随后由卫生部药品生物制品检定所进行的血清检测也发现其血清 HTLV-Ⅲ病毒抗体与标准阴性血清 OD 值之比为 59.7（OD 值＞5 即为阳性）。医院也与该患者的家庭医生取得联系，证实其的确是艾滋病患者，同时合并 PCP。在阿根廷驻华使馆工作人员的帮助下，由中国人民解放军第三〇二医院提供解剖场地，医院得以对该患者进行尸检。结论为：获得性免疫缺陷综合征（AIDS），双肺卡氏肺囊虫性肺炎，双侧肾上腺巨细胞病毒（CMV），双肾上腺皮髓质广泛出血性坏死及多发性硬化，肺、脾及全身淋巴组织胞浆菌病，急性脾肿大，肝灶性坏死，脏器充血，脑水肿 [1]。

---

① 中国第一例艾滋病尸检历史回顾 [J]. 家庭医学（下半月），2017，12：58-59.

1985年8月1日《健康报》刊载我国大陆地区首次发现外国旅客为艾滋病患者的消息，此后该病例以临床病理讨论形式在《中华内科杂志》发表。

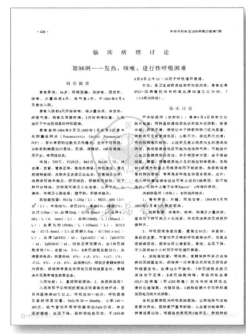

图 7-1　中国首例艾滋病患者报告

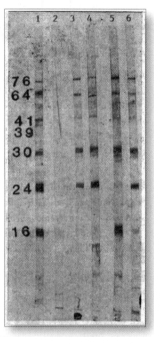

图 7-2　血友病患者血清 LAV/HTLV-Ⅲ抗体 Western 印迹法检测结果

注：1. 阳性对照，2. 阴性对照，
3～6 为血友病患者血清标本。

1985 年 9 月至 12 月，中国预防医学科学院病毒学研究所曾毅等对浙江省 1982 年至 1984 年期间使用过美国 Armour 公司浓缩Ⅲ因子制剂的 18 例血友病患者的血清，使用酶联免疫吸附法检测血清中淋巴腺病病毒/人 T 细胞Ⅲ型病毒，并以死于北京协和医院的中国首例报告艾滋病患者血清作为对照。结果发现其中 4 例 LAV/HTLV-Ⅲ抗体阳性，并得到免疫荧光检测和 Western 印迹法检测结果印证[②]。其中 1 例于 1987 年 2 月 25 日死亡，为我国首例艾滋

---

② 曾毅，王必瑞，汤得骥，等. 血友病患者血清中淋巴腺病病毒/人 T 细胞Ⅲ型病毒抗体检测 [J]. 病毒学报，1986，2（2）：97-100.

病抗体阳性死亡病例[3]。

表 7-1　1985-2018 我国艾滋病病例及艾滋病病毒感染者报告数

年份	AIDS 报告数	HIV 报告数
1985	1	4
1986	0	1
1987	2	7
1988	0	7
1989	0	171
1990	2	297
1991	3	213
1992	5	256
1993	23	251
1994	29	502
1995	52	1515
1996	38	2611
1997	126	3217
1998	136	3207
1999	230	4447
2000	233	4968
2001	714	7505
2002	1028	8704
2003	6120	15571
2004	12652	34954
2005	7550	33161
2006	7909	36161
2007	9727	32906
2008	10059	41466
2009	13281	44192
2010	15982	45640
2011	20450	52746
2012	41929	58399
2013	42286	63498
2014	45145	74048
2015	50330	81696
2016	54360	87764
2017	57194	95549
2018	64170	104838

---

[3] 徐英含，戴迪，汤德骥，等．我国首例艾滋病抗体阳性死亡病例的病理报告 [J]．临床与实验病理学杂志，1988，4（3）：158-161．

艾滋病在我国的流行主要分为三个阶段[4]：

第一阶段（1985—1988年）：输入散发期。感染者主要为输入型，分布于大城市，多为散发。

第二阶段（1989—1994年）：局部流行期。感染者多为西南边境地区吸毒人员，其他地区多为散发。

第三阶段（1995年至今）：广泛流行期。疫情向全国扩散，总体流行程度不断扩大。有学者以省级行政区为统计单元，采用重心迁移轨迹算法对1997年至2016年的艾滋病发病率数据进行了分析，发现我国艾滋病发病率存在显著地域差异，总体呈现由南向北移动的特征[5]。

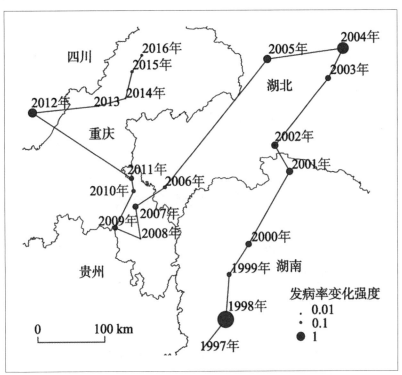

图7-3　1997—2016年中国艾滋病发病率重心迁移轨迹

---

[4]　汪宁. 中国艾滋病流行病学特点 [J]. 传染病信息，2007，20（6）：325-326+384.
[5]　张永树，杨振凯，訾璐，等. 中国艾滋病空间格局和时空演化分析 [J]. 地球信息科学学报，2020，22（2）：198-206.

第八章
中医对艾滋病的认识

中医药防治艾滋病的临床实践始于 20 世纪 80 年代初,迄今已近 40 年。有学者将中医对艾滋病辨治的认识归纳为"模糊混沌—逐渐清晰—全面了解"三个阶段[①]。

一、对艾滋病病名的认识

艾滋病作为一种新发传染病,传统中医没有明确记载,根据其临床表现和古代医籍的类似描述,当代中医医者将艾滋病归属于中医学"疫病""虚劳""伏气温病""阴阳易"等范畴。

(一)疫病说

《素问遗篇·刺法论》认为:"五疫之至,皆相染易,无问大小,病状相似。"《诸病源候论》也载:"人感乖戾之气而生病,则病气转相染易,乃至灭

---

① 刘颖,邹雯,王健.中医药治疗艾滋病 30 年回顾与展望[J].中国艾滋病性病,2019,25(8):771-772+782.

门。"是故中医将感受疫疠之气引起的流行性急性传染病统称为瘟疫。因艾滋病具有较强传染性,有学者通过对艾滋病病毒致病后患者临床和病情演变特征分析,认为其属于湿热性质的疫疠之气[②]。在某有关艾滋病中医病因、病机、病性、病位相关文献分析中,认为艾滋病的病因为疫毒的占比最高[③]。

(二)虚劳说

虚劳是指以阴阳、气血、脏腑虚损为主要表现的虚衰性疾病。《素问·通评虚实论》篇首论"精气夺则虚",《素问·宣明五气》篇提出"五劳"之说,认为"久视伤血,久卧伤气,久坐伤肉,久立伤骨,久行伤筋,是谓五劳所伤。"《难经·十四难》提出"五损"之说,"一损损于皮毛,皮聚而毛落;二损损于血脉,血脉虚少,不能荣于五脏六腑;三损损于肌肉,肌肉消瘦,饮食不能为肌肤;四损损于筋,筋缓不能自收持;五损损于骨,骨痿不能起于床。"虚劳的病名最早出现于东汉张仲景所著《金匮要略·血痹虚劳病脉证并治》篇,指出"五劳虚极羸瘦,腹满不能饮食,食伤、忧伤、饮伤、房室伤、饥伤、劳伤、经络营卫气伤……"《诸病源候论·虚劳病诸候》进一步分析了虚劳病的七十五种证候,认为:"夫虚劳者,五劳、六极、七伤是也。"因艾滋病患者常见元气亏损、精气不足,如发热、消瘦、疲劳、食欲不振、腹泻等症状,与虚劳表现十分相像[④]。

(三)伏气温病说

"伏邪"思想最早见于《素问·生气通天论》,其曰:"是以春伤于风,邪气留连,乃为洞泄。夏伤于暑,秋为痎疟。秋伤于湿,上逆而咳,发为痿厥。冬伤于寒,春必温病。"至《金匮要略·温病脉证并治第六》始有伏气温病之说,"温病有三:曰春温、曰秋温、曰冬温。此皆发于伏气。"有学者提出

---

② 何颖.浅析爱滋病的病因病机[J].湖北中医杂志,2002,24(6):11.
③ 李正,徐立然,郑志攀,等.艾滋病中医病因、病机、病性、病位相关文献分析[J].中医学报,2014,29(1):1-3.
④ 武兴伟,许前磊,谢世平,等."风气百疾"论艾滋病的治疗[J].中国实验方剂学杂志,2012,18(4):275-277.

"艾毒伤元"假说,认为艾毒是一种疫疠之邪,兼有湿、热、毒、疠等病邪的特征,主要累及肺、脾、肾三脏。伏气伤元是该病的基本病机[5]。因本病由病毒乘虚侵入,伏于血络,初发症状类似外感温热,不久自愈,后长期处于正邪相持状态,日久正不胜邪,邪毒自内而发,故当属伏气温病范畴[6]。

(四)阴阳易说

阴阳易病名首见于《伤寒论·辨阴阳易差后劳复病脉证并治》,其载曰:"伤寒,阴阳易之为病,其人身体重,少气,少腹里急,或引阴中拘挛,热上冲胸,头重不欲举,眼中生眵。膝胫拘急者,烧裈散主之。"而《诸病源候论》视阴阳易为一种证候,认为伤寒阴阳易候"其男子病新瘥未平复,而妇人与之交接得病者,名阳易。其妇人得病新瘥未平复,而男子与之交接得病者,名阴易。"因其症状主要表现为周身疼痛、热上冲胸、头重不欲举、眼中生眵、四肢拘急、小腹里急绞痛、百节解离、经脉缓弱、血气亏虚、骨髓空竭、气力转少、着床不得动等,且其预后《伤寒总病论》载"男犯女得病,救稍缓,则十无一人得生者。"这些论述多与艾滋病等同,是以常做阴阳易论证[7][8]。

二、对艾滋病辨治优势的认识

(一)模糊混沌

在艾滋病发现之初,西医学即致力于艾滋病防治药物和疫苗研发,然而收效甚微。传统医学,特别是中医学被寄予了厚望。最早美国和法国等国家有医师开始尝试使用针灸及中药等试治艾滋病,发现可明显改善艾滋病患者卡波西

---

[5] 彭勃,李华伟,谢世平,等.论艾毒伤元[J].中华中医药杂志,2010,25(1):17-20.

[6] 孙利民,危剑安,黄霞珍,等.从中医理论谈艾滋病的发病机制[J].中华中医药杂志,2005,20(2):100-101.

[7] 吴伯平,陆寿康.中医中药治疗爱滋病的探索性意见[J].北京中医.1986,(01):14-16.

[8] 巴庆林.中医学"同病异治,异病同治"是防治艾滋病(AIDS)的有效法则[J].上海中医药杂志,1992,9:23-25.

肉瘤出血等症候⑨。中国大陆学者最初虽无法临证实践，但通过文献及既往临床经验，认为本病可分为热陷营血和肺肾阴亏两型，对热陷营血，治当清营凉血、泄热解毒，药用犀角、羚羊角、生地、赤芍、丹皮、丹参、玄参、石膏、知母、麦冬、僵蚕、蝉衣、紫草、连翘、银花、黄连、竹叶、升麻及中成药紫雪丹；对肺肾阴亏，治当救阴滋液、补虚润燥，药用生地、麦冬、玄参、龟板、鳖甲、牡蛎、阿胶、鸡子黄、五味子、白芍、人参、甘草、犀角、牛黄、寒水石、滑石、紫石英、僵蚕、蝉衣、丹皮、知母、黄柏、青蒿及中成药玉枢丹⑩。

伴随中坦中医药防治艾滋病项目的开展，1987年中国中医科学院派出以苏诚炼为组长的第一批专家组，中医对艾滋病的认识逐渐清晰。苏氏和薛氏等⑪⑫⑬均进行了有益的探索，其中苏氏将艾滋病分为四个证型进行治疗。

肺胃阴虚证：以呼吸系统症状为主，或早、中期艾滋病患者，其主要症状包括发热，干咳无痰，或有少量黏痰，或痰中带血，气短，胸痛，全身乏力，消瘦，口干咽燥，盗汗，皮疹瘙痒，脉细数，苔薄黄花剥或薄黄腻，舌质红。治法为益气养阴，清热化痰，可用参苓白术散、百合固金汤加减，并加服生脉饮或六味地黄丸等。

脾胃虚损证：以消化系统症状为主，其主要症状包括稀水状腹泻，少数夹有脓血或黏液，常伴有腹痛，同时还可见发热，消瘦，全身乏力，食欲不振，恶心呕吐，吞咽困难，腹胀腹鸣，鹅口疮，舌质淡，苔黄腻或白腻、花剥，脉濡细。治法为健脾益气，和胃止泻，可用补中益气汤、小柴胡汤及温胆汤加减，并可服用香砂六君子丸、人参归脾丸等。

---

⑨ Pachuta D.M, et al.Acupuncture therapy in the treatmengt of AIDS[J].J.of the Traditional Acupuncture, 1983, 7（2）: 27.

⑩ 吴伯平，陆寺康.中医中药治疗爱滋病的探索性意见[J].北京中医, 1986,（01）: 14-16.

⑪ 苏诚炼.临床诊治艾滋病的初步体会[J].中医杂志, 1990, 2: 26-29.

⑫ 苏诚炼.中医试治艾滋病30例临床报告[J].中医药学报, 1991, 2: 31-32.

⑬ Xue Boshou. TREATMENT OF AIDS WITH TRADITIONAL CHINESE MEDICINE[J]. Journal of Traditional Chinese Medicine, 1993, 13（2）: 92-96.

脾肾两亏证：常见于晚期艾滋病患者，其主要症状包括发热或低热缠绵，形体极度消瘦，神情倦怠，心悸气短，头晕目眩，腰膝酸痛，食欲不振，恶心，呃逆频作，腹泻剧烈，五更泄泻，腹痛肢冷，盗汗，口干，毛发枯槁，易脱落，爪甲苍白，皮肤瘙痒，鹅口疮，舌红无苔或舌淡苔薄白，脉沉细无力或细数。治法为益气健脾，温肾止泻，可用四君子汤合四神丸加减，或同时服用金匮肾气丸或十全大补丸等。

热盛痰蒙证：常见于艾滋病病毒侵犯中枢神经系统的艾滋病晚期垂危患者，其主要症状包括发热，头痛，恶心呕吐，神志不清或神昏谵语，项强惊厥，四肢抽搐，伴癫痫或呈痴呆状，或因周围神经损害导致肢体疼痛、行动困难等，苔黄腻，脉细数或滑数。治法为清热化痰，息风开窍，可用安宫牛黄丸、天麻钩藤饮等加减。

1988年以吕维柏为组长的第二批专家组抵达坦桑尼亚，继续探索中医药治疗艾滋病的适宜方案。通过对1987年中坦合作之后经中医药治疗的158名艾滋病病毒感染者回顾研究，发现非洲艾滋病病毒感染的临床表现特点为皮肤感染多、肺结核多、疟疾多。患者脉象以沉细、弦细或细数为多，提示患者多属于虚证。舌苔以薄白为多，腻苔少见，舌质多半紫暗或有瘀斑，说明病已入血分。中医药治疗有效率（包括显效、有效和部分有效）为39.87%，改善各类症状情况效果由强到弱依次为淋巴结肿大、腹泻、食欲不振、乏力、发热、体重减轻、皮疹和咳嗽等[14]。

王振坤通过对其救治近5千例次艾滋病患者的经验进行总结，认为本病各期症状，多为虚实兼夹，中医辨证最主要是辨邪正力量的对比，即邪正消长的情况，同时还要注意辨标本缓急以及兼夹症的处理。治疗应遵循"虚则补之""实则泻之"及"补泻兼施"三项原则。提出虚损是艾滋病的本质，在40例死亡病例中，乏力、明显消瘦、纳呆等虚证症状出现率最高。补益时偏于肺

---

[14] 吕维柏. 中医药治疗艾滋病研究展望[J]. 中医杂志，1992，33（9）：49-51.

者用生脉散加天花粉，偏于脾者用归脾汤或补中益气汤，偏于肾阴虚者用六味地黄丸，肾阳虚者用济生肾气丸，气血两亏者用八珍汤或当归补血汤等。艾滋病病毒感染后的混合感染，常辨证为痰浊内热，其病变多痰浊瘀血并行。痰浊湿盛见于霉菌感染者极多，初期兼外感者，治以清热化湿兼宣散，方用藿朴苓夏汤或三仁汤；中期痰湿秽浊在脾胃，治以燥湿解毒兼清热，方用二陈汤加三黄地丁；后期形成肉瘤疔肿，治当软坚散结兼活血化瘀，方用消瘰丸加味。活血化瘀常用方剂有活络效灵丹、下瘀血汤、桃红四物汤等，常用药物有丹参、当归、川芎、桃仁、红花、乳香、没药、土鳖虫、三棱、莪术等[15]。

有学者还报道了中医药对艾滋病心肌炎的疗效情况，发现不同于一般的病毒性心肌炎，艾滋病病毒感染并发病毒性心肌炎的患者正气更虚，在使用清热解毒药时，必须加强健脾益气养阴药物的使用，方才有效[16]。

对艾滋病并发带状疱疹，同样表现为正气更虚，带状疱疹是实证，应该先治疗带状疱疹，艾滋病是虚证，是本，治标时要兼顾正气虚衰，祛邪不忘扶正，切忌过度攻伐而伤其本[17]。通过对55例艾滋病带状疱疹的治疗发现，35例属于肺气阴虚型，20例属于脾气不足型，分别予牛黄解毒丸、三黄片、龙胆泻肝丸、如意金黄散及五味消毒饮等，对创面收敛恢复、缓解疼痛具有较好的效果[18]。

对艾滋病并发皮肤黏膜感染，赵晓梅等发现坦桑尼亚艾滋病患者中皮肤黏膜病变发生率约为55%，其中尤以真菌感染的癣证多发。皮肤黏膜病变轻重与T4细胞数存在密切关联关系。对其治疗应遵循辨证与辨病相结合原则[19]。

---

[15] 王振坤，吕维柏．中医药治疗艾滋病的体会 [J]．中医杂志，1995，36（4）：208-210.
[16] 李国勤，吕维柏．中医药治疗2例艾滋病心肌炎 [J]．中医杂志，1992，33（11）：19-20.
[17] 李国勤，吕维柏．中医药治疗艾滋病并发带状疱疹2例 [J]．中医杂志，1994，35（8）：507.
[18] 赵晓梅，周志宽．55例艾滋病带状疱疹的治疗研究 [J]．中国中医药信息杂志，1996，3（8）：36-37.
[19] 赵晓梅，吕维柏．311例艾滋病并发皮肤粘膜感染分析及中药治疗 [J]．中国医药学报，1996，11（2）：55-56.

李国勤等通过对1989年4月至1990年10月间确诊为艾滋病病毒感染，伴持续咳嗽1个月以上的80位患者情况进行分析，发现无论性别、年龄，均与呼吸道感染发病无显著相关性。80例患者中，辨证属肺型41例、肺脾型14例、脾型21例、心型4例。对其中58位患者予中药治疗，其余22位予中西医结合方法治疗。中药组分别予甘草甜素20mg/次，口服，3次/日；生脉饮（人参10g，麦冬10g，五味子6g），1剂/日，分2次服；六君子汤（党参12g，白术10g，茯苓10g，制半夏10g，陈皮12g，甘草6g），1剂/日，分2次服；赤芍制剂20mg/次，口服，3次/日；黄芩、紫草、黄芪、甘草制成片剂（每片含生药0.5g），5片/次，口服，3次/日；冬虫夏草口服液10mL/次，3次/日；猪苓多糖制剂，肌注，4mL/次，3次/周。中西医结合组，除用上述中药满2个疗程外，加西药控制感染后即停药。肺结核、结核性胸膜炎予异烟肼0.3g口服，1次/日；链霉素0.75g，肌注，1次/日。支气管感染者予青霉素80万U，肌注，2次/日，或红霉素0.5g口服，3次/日，或复方新诺明2片口服，2次/日。鹅口疮予制霉菌素0.1g口服，3次/日，或酮康唑0.2g口服，2次/日。结果显示中药组总有效率为43.10%，中西医结合治疗组为36.36%。其中甘草甜素对呼吸道感染（咳嗽）的疗效最好，有效率为53.84%[20]。

赵晓梅等对1989年4月至1994年11月间坦桑尼亚莫西比利国立医院中医门诊收治的78位艾滋病并发结核患者情况进行分析，发现多数患者表现为干咳、少痰咳而不爽，痰色白而质黏，严重者咳而胸痛，气短或伴有呕吐，发热在38℃左右，盗汗、乏力、纳差，85%患者体重下降3～15kg，90%患者出现淋巴结肿大。艾滋病并发结核患者中18～45岁之间者高达98%[21]。

---

[20] 李国勤，吕维柏，周志宽，等.中医药治疗艾滋病呼吸道感染的临床观察[J].中医杂志，1993，34（11）：671-672.

[21] 赵晓梅，吕维柏.艾滋病并发结核78例临床研究[J].中国性病艾滋病防治，1996，2（3）：130-132.

（二）逐渐清晰

随着我国内地艾滋病患者数量的逐年增长，越来越多医疗机构投入防治艾滋病研究中，相关研究经验迅速积累，对本病的认识逐渐清晰。在此阶段，国家先后出台一系列诊疗指南，规范本病治疗。

谢世平等探讨了爱康胶囊对 HIV/AIDS 患者免疫功能的影响，选取临床诊断符合西医 HIV/AIDS 临床表现，而不适宜服用抗病毒药，未服或已停服 1 个月以上，且符合中医辨证脾气虚、脾肺气虚证标准患者 102 例，采取随机、单盲法，按照治疗组：对照组 = 2：1 的比例随机分为治疗组 68 例，对照组 34 例。治疗组使用中成药爱康胶囊（主要组成为西洋参、山药、黄芪、茯苓、白术、地黄、当归、阿胶、白芍等 21 味），规格：0.5g/粒，5 粒/次，3 次/天，温开水送服。对照组服用安慰剂，成分为淀粉，规格：0.5g/粒，5 粒/次，3 次/天，温开水送服。两组在治疗过程中如出现其他症状常规对症治疗（河南省卫生厅编制的《艾滋病医疗救治工作规范》）。每疗程 3 个月，共观察 2 个疗程。剔除 4 例，脱落 1 例，最终完成研究 97 例，其中治疗组 65 例，对照组 32 例，结果发现爱康胶囊早期治疗能有效维持或改善患者的免疫机能[22]。

张艳燕等选取 2009 年 6 月至 2011 年 3 月入组国家"十一五"科技重大专项"无症状 HIV 感染者中医药早期干预研究"经血液传播途径的病例 284 例，探讨中医药干预效果。研究遵循随机、对照、盲法基本原则。治疗组：无证可辨或气虚证给予益艾康胶囊，5 粒/次，3 次/天，口服；兼阴虚证给予艾宁颗粒，1 袋/次，3 次/天，口服；兼湿热证给予唐草片，8 片/次，3 次/天，口服；兼血瘀证给予艾奇康胶囊，3 粒/次，3 次/天，口服；兼痰瘀证给予金龙胶囊，4 粒/次，3 次/天，口服。每个月随访辨证 1 次，根据辨证结果及时调整用药。对照组给予的对照药为各证型相应的模拟剂，服法

---

[22] 谢世平，潘万旗，郭会军，等.爱康胶囊对 HIV/AIDS 患者免疫功能影响的研究[J].辽宁中医杂志，2008，35（2）：165-167.

与各证型相应服法相同。观察周期为 18 个月，结果显示中医药干预可改善患者生存质量，同时能延缓经血液传播途径感染的无症状 HIV 感染者 CD_4^+ 下降速度，并且中医药干预后患者的 CD_4^+ 有上升趋势[23]。

李勇等开展了免疫 1 号方对艾滋病潜伏期免疫功能影响的临床研究，选取 2009 年 9 月至 2010 年 5 月中国中医科学院广安门医院艾滋病临床研究基地、云南省艾滋病关爱中心、中国人民解放军第三〇二医院，符合世界卫生组织临床 I、II 期标准的 HIV 感染者潜伏期的初治患者纳入本研究。采用多中心、随机、双盲、模拟剂对照的方法，试验组给予免疫 1 号配方颗粒（主要组成为西洋参、黄芪、地丁等），规格：8.15g/袋，早、晚餐前半小时冲服，30 天/周期，连续治疗 6 个周期。对照组给予安慰对照剂配方颗粒，规格：8.15g/袋，早、晚餐前半小时冲服，30 天/周期，连续治疗 6 个周期。分别在治疗前、治疗 1、3、6 个月时采集静脉血测定受试者免疫功能。共筛选患者 133 例，入组 72 人，试验过程中退出 7 例，完成研究 65 例，其中试验组 32 例，对照组 33 例。结果显示经过 6 个月的治疗，治疗组有效率为 43.75%；对照组有效率为 18.18%。治疗组治疗 6 个月后 CD_4^+ 细胞绝对计数有好转趋势，$CD_{45}RA$ 绝对计数在治疗 3 个月和 6 个月时均明显升高，$CD_{45}RO$ 绝对计数在治疗 1 个月、3 个月时均明显升高。证实免疫 1 号方能有效改善艾滋病潜伏期患者的免疫功能，而且免疫 1 号方对艾滋病潜伏期的治疗，开始以刺激 $CD_{45}RO$ 的升高为主，而 6 个月后以对 $CD_{45}RA$ 的作用为主[24]。

在参灵扶正胶囊干预无症状 HIV 感染者的临床研究中，研究者以 2010 年 1 月至 2011 年 12 月广西中医药大学附属瑞康医院的 80 例无症状 HIV 感染患者为研究对象，随机分为试验组和对照组，每组 40 例。试验组给予参灵扶

---

[23] 张艳燕，李星锐，杨小平，等 . 284 例无症状 HIV 感染者的中医药干预研究 [J]. 中医研究，2011，24（11）：30-32.

[24] 李勇，王阶，汤艳莉，等 . 免疫 1 号方对艾滋病潜伏期免疫功能影响的临床研究 [J]. 中国艾滋病性病，2012，18（6）：356-359.

正胶囊（主要组成为党参、黄芪、白术、绞股蓝、黑蚂蚁、灵芝），3次/天，每次4粒；对照组给予参灵扶正胶囊模拟剂，3次/天，每次4粒。两组均每3个月随访1次，共治疗12个月。治疗12个月后脱落3例（其中试验组1例，对照组2例）。治疗后试验组未进展为艾滋病期的35例患者CD_4^+T细胞计数较对照组的31例高，试验组未进展为艾滋病期患者中医临床症状积分、单项症状积分均低于治疗前，卡洛夫斯基积分则高于治疗前。说明参灵扶正胶囊辨证论治可改善气血虚证HIV无症状感染者临床症状，延缓患者进入艾滋病期，提高患者生存质量[25]。

有学者通过对湖北省大冶市、随州市、浠水县200例HIV无症状期感染者研究，采用随机单盲对照试验将上述患者随机分为治疗组和对照组，比例为1∶1，治疗组以益气养血、健脾祛湿为组方原则，自行研制"防艾Ⅰ号"冲剂，组成为：当归10g，熟地12g，赤芍12g，川芎10g，黄芪20g，云苓12g，炒扁豆12g，炒白术12g，山药20g，泽泻12g，砂仁10g，生甘草6g。1袋/次，2次/日，温开水冲服。对照组使用国家中医药管理局《五省中医药治疗艾滋病项目临床技术方案》推荐制剂——益艾康胶囊，5粒/次，口服，3次/日。两组患者均每周服药6天，休息1天，试验周期为18个月。每月定期观察并统计两组患者证候积分变化，卡洛夫斯基积分变化，体重改变及感冒次数，血尿便常规、肝肾功能、胸透、心电图检查每3个月一次，CD_4^+T淋巴细胞计数每半年一次。结果发现2组治疗前后症状体征积分比较均具有显著差异，治疗组总显效率为93%，对照组总显效率为89%；2组治疗前后卡洛夫斯基积分比较均具有显著差异，治疗组总显效率为90%，对照组总显效率为84%[26]。

---

[25] 李璇，苏齐鉴，李益忠，等.参灵扶正胶囊干预无症状HIV感染者的临床研究[J].广西医学，2013，35（7）：819-823.

[26] 蔡星.益气养血、健脾祛湿方治疗无症状期HIV感染者200例临床研究[D].武汉：湖北中医药大学，2012.

艾复康胶囊治疗艾滋病的有效性和安全性临床观察，选取首都医科大学附属北京佑安医院、中国人民解放军第三〇二医院及北京地坛医院3个中心收治的HIV/AIDS患者198例，开展随机双盲、安慰剂对照临床观察，艾复康胶囊组：艾复康胶囊（主要组成为黄芩、金银花、雷公藤、两面针、秦皮、虎杖等13味中药），口服，4粒/次，3次/日。对照组：艾复康胶囊模拟剂（1/10剂量的艾复康胶囊及9/10剂量淀粉），口服，4粒/次，3次/日。试验治疗总疗程24周，分别于0周、4周、12周、24周进行访视。疗效指标为治疗24周的CD_4^+细胞、HIV病毒载量（对数）、临床症状评分、患者报告的临床结局（PRO）评分、体重的变化。198例中，艾复康胶囊组132例，脱落/剔14例，计118例；安慰剂对照组66例，脱落/剔除7例，计59例。结果显示艾复康胶囊能明显提高受试者的免疫功能，明显增加受试者体重，明显改善疲劳不适、食欲减退、头痛、皮疹、失眠等临床症状，对HIV感染者的体质有改善作用[27]。

（三）全面了解

随着中医药治疗艾滋病研究的逐步深入，一方面中医药治疗艾滋病有着较好的临床疗效，有助于降低HIV/AIDS患者的死亡率，延长HIV/AIDS患者的生存时间，有助于改善HIV/AIDS患者的生存质量[28]。另一方面中医药对艾滋病的干预，无论单纯运用中药还是中药与鸡尾酒疗法（HAART）药物联用，仅可表现出阶段性地提高或稳定CD_4^+T细胞的效果，相关随机对照试验在数量和质量上存在不足，影响了中医药的疗效证据质量强度。在CD_4^+T细胞增长的临床获益方面，无论是单纯运用中药还是中药联合HAART，尤其是对于基线CD_4^+T细胞较高的感染者，并没有比单纯运用HAART更有优势。中药没有明显的抗病毒效果，因此必须联合HAART，以发挥后者抗病毒的作

---

[27] 吴昊，赵敏，李兴旺，等.艾复康胶囊治疗艾滋病的有效性和安全性临床观察[J].中国艾滋病性病，2012，18（7）：434-437.

[28] 金艳涛.中医药治疗艾滋病临床流行病学研究[D].北京：中国疾病预防控制中心，2015.

用。中药可以改善 HIV 感染者的临床症状体征、体重等情况，也证明了中医药可以在这些方面发挥作用。中医药在今后对 HIV 感染者的介入，应当立足于改善临床症状体征和西药不良反应，晚期感染者免疫重建不良等方面[29]。

1. 促进免疫重建，改善免疫功能

刘颖等选取 2013 年 9 月至 2016 年 1 月在首都医科大学附属北京地坛医院、广西中医药大学附属瑞康医院、广州市第八人民医院、云南省中医中药研究院、沈阳市第六人民医院就诊的 361 例经 HAART 治疗后免疫重建不全艾滋病患者，观察中药免疫 2 号颗粒（黄芪 24g，党参 18g，灵芝 18g，枸杞子 18g 等药物组成，规格 5.5g/袋）对其免疫重建的效果。研究采用中心化随机分组方法，治疗组采用 HAART+ 免疫 2 号颗粒，对照组采用 HAART + 免疫 2 号颗粒模拟剂。两组均连续治疗 72 周。于入组时及治疗 12、24、36、48、60、72 周时检测 CD_4^+、$CD_{45}RA$、$CD_{45}RO$ 淋巴细胞绝对数等指标。发现免疫 2 号颗粒能增加 HAART 后免疫重建不全艾滋病患者的 CD_4^+ 淋巴细胞数量，从而改善机体免疫力[30]。

2. 降低机会性感染发生率

有学者探讨了中医药治疗对 HIV/AIDS 机会性感染发生率影响的回顾性研究，通过检索中国疾病预防控制中心信息系统子系统"艾滋病综合防治数据信息系统"和"中医药治疗艾滋病数据库"，对年龄在 18～65 岁的，2009 年已服用抗病毒治疗药物（HAART）的艾滋病患者，分析 2009 年和 2012 年艾滋病相关机会性感染（发热、细菌性肺炎、带状疱疹、皮肤损害、鹅口疮、口腔毛状白斑和腹泻）情况。符合分析标准的病例为 1081 例，其中 TCM+HAART 组 252 例，HAART 组 829 例。通过对病例信息进行 logistic 回归分析，以 2012 年机会性感染是否发生为应变量，2009 年机会性感染

---

[29] 彭鑫. 基于文献和临床探索中医药治疗 HIV 感染者的有效性 [D]. 成都：成都中医药大学，2017.
[30] 刘颖，王健，邹雯，等. 免疫 2 号颗粒对 HAART 后免疫重建不全艾滋病患者 CD_4^+ 淋巴细胞计数的影响 [J]. 中医杂志，2017，58（1）：34-37.

和治疗分组为协变量,结果发现对细菌性肺炎和皮肤损害,HAART 组较 TCM+HAART 组在 2012 年发生机会性感染的危险度大,初步明确了中医药对降低一些机会性感染的发生率有一定的作用[31]。

3. 减少 HAART 后不良反应

如余曼等分析了中成药联合抗病毒药物治疗 HIV/AIDS 患者的不良反应及临床疗效,选取 2012 年 12 月至 2015 年 3 月四川省成都市公共卫生临床医疗中心、西昌市皮肤性病防治站、大竹县中医院、乐山市市中区疾控、攀枝花市第四人民医院首次接受抗病毒治疗的 HIV/AIDS 患者,采用随机、对照临床试验。治疗组根据辨证结果,给予艾复康胶囊(主要组成为黄芩、金银花、雷公藤、两面针、秦皮、虎杖等 13 味中药)(热毒蕴结证)/ 艾可清颗粒(主要组成为女贞子、淫羊藿、黄芪、甘草、黄芩、丹参、虎杖等)(脾肾阳虚证)联合 HAART,对照组给予艾复康胶囊 / 艾可清颗粒模拟剂联合 HAART,中成药的服用时间与抗病毒药间隔 1h,以温开水送服。所有研究对象在初始抗病毒治疗 3 个月内,1 个月随访一次;2 年以内,3 个月随访一次。随访中如实记录两组患者发生胃肠道症状(恶心、呕吐、腹痛等),周围神经病变,血液系统损害(骨髓抑制、贫血或中性粒细胞减少症),皮疹(多形红斑、水疱、斑丘疹等),肝毒性(谷丙转氨酶或谷草转氨酶两项肝功指标大于 50U/L,或出现黄疸、瘀点、皮肤青紫 / 出血或扑翼样震颤),肾毒性(尿素氮或肌酐两项肾功指标升高超过正常范围,甚至出现贫血、乏力、体重减轻、精神不易集中、酸中毒),中枢神经系统损害(失眠、头痛、精神异常)等不良反应的人数、程度;以及两组患者的病毒载量(对数)及 CD_4 计数情况。研究共纳入 HIV/AIDS 患者 269 例,其中治疗组 135 例,对照组 134 例。结果发现辨证使用中成药艾复康胶囊 / 艾可清颗粒联合 HAART,可减少某些不良反应发生的人数,改善不良反应的严重程度,对 HIV/AIDS 患者的疗效没

---

[31] 王健,徐立然,刘颖,等. 中医药治疗对 1081 例 HIV/AIDS 机会性感染发生率的影响研究 [C]. 中华中医药学会 .2015 年防治艾滋病学术年会论文集 .2015,139-143.

有显示出明显优势，但也不会影响 HAART 药物的抗病毒作用[32]。

4. 提高患者生存质量

马伯艳等开展了艾可清胶囊联合高效抗病毒逆转录疗法治疗艾滋病临床观察，18 例病例均来自广州市第八人民医院艾滋病专科 2004 年 11 月至 2005 年 10 月间住院及门诊接受 HAART 治疗的患者。采用随机、对照、单盲前瞻性研究。治疗组 9 例患者在维持 HAART 治疗基础上加服艾可清胶囊，6 粒 / 次，3 次 / 天。3 个月 1 个疗程，共治疗观察 2 个疗程。对照组只给予 HAART 治疗。分别在治疗前、治疗 3 个月和治疗 6 个月检测 T 淋巴细胞亚群，记录症状体征积分和症状舌脉积分，观察体质量和生存质量，检测血常规、肝功能、肾功能及血清淀粉酶。结果发现治疗组治疗后各评价点证候、体征积分均较对照组显著下降，卡洛夫斯基积分及体质量较对照组显著增加[33]。

5. 降低 HIV 耐药

董继鹏等研究了中医药降低 HIV 耐药情况，研究选取 536 例来自四川省中医药科学院、云南中医中药研究院、河南中医学院第一附属医院、广西瑞康医院、衡阳市第三人民医院以及新疆中医医院，首次接受抗病毒治疗的 HIV 感染者或艾滋病患者，且符合脾肾阳虚证或热毒内蕴证诊断标准。研究采用前瞻性、多中心、随机、对照、双盲临床试验，其中治疗组 266 例，对照组 270 例。所有受试者均给予 HAART，其中治疗组辨证为脾肾阳虚证用艾可清胶囊（主要组成为制附子、淫羊藿、干姜、甘草等），口服，3 粒 / 次，2 次 / 日，服用抗病毒药后 1 小时温开水送服；辨证为热毒内蕴证用艾复康胶囊（主要组成为黄芩、金银花、两面针、虎杖、当归、甘草等），口服，4 粒 / 次，2 次 / 日，服用抗病毒药后 1 小时温开水送服；无证可辨者根据 CD_4 细胞

---

[32] 余曼，张毅，彭鑫，等. 中成药联合抗病毒药物治疗 HIV/AIDS 患者的不良反应及临床疗效分析[J]. 时珍国医国药，2018，29（12）：2962-2964.

[33] 马伯艳，符林春，蔡卫平，等. 艾可清胶囊联合高效抗病毒逆转录疗法治疗艾滋病临床观察[J]. 广州中医药大学学报，2007，24（6）：466-470.

计数判断用药，CD_4 细胞 ≤ 200 个 /μL 者服用艾可清胶囊，CD_4 细胞 > 200 个 /μL 者使用艾复康胶囊。对照组采用同样的方法，给予相应的中药模拟剂。疗程 72 周。结果发现治疗组耐药率为 6.35%，对照组为 10.58%。核苷类耐药位点 M184V、K65R 和非核苷类耐药位点 V108I 的出现率治疗组显著低于对照组。证实中西医结合可提高 HAART 病毒学抑制率，降低其耐药率，且免疫学指标较高时（CD_4^+T 淋巴细胞计数 ≥ 350 个 /μL）干预效果更好[34]。

三、常用中药制剂及复方研究

（一）唐草片

唐草片于 2004 年 4 月正式获批为国家三类新药，并取得了新药证书，这是我国第一个，也是目前唯一被国家药品监督管理局（CFDA）批准上市用于艾滋病患者及 HIV 感染者的中药，[35] 常应用于 HIV 感染的无症状期或与 HAART 联合应用于 AIDS 期。唐草片治疗艾滋病的特点是清热解毒，活血益气。方中以老鹳草为君，臣以金银花，气味清香甘寒，寒能清热解毒，甘能养血补虚，善于化毒，既清气中之热，又解血中之毒，并具清透疏解宣散之力，清热解毒；黄芪性甘而微温，补中益气，驱邪扶正；柴胡苦、微寒，善于和解表里，疏肝，升阳；尤以香薷一物，上之能开泄腠理，宣肺气，达皮毛，以解在表之寒，下之能通达三焦，疏泄膀胱，利小便，以导在里之水。佐瓜蒌润肺化痰，利气宽胸；菱角益气健脾；胡黄连清热燥湿；诃子以敛肺、涩肠、下气；糯稻根养胃止汗；之于瘀滞宛陈，佐银杏叶、红花、鸡血藤、全蝎，盖诸药皆有活血化瘀，通滞，祛宛生新之功效。甘草解毒、调和诸药，为使药。全方组成意在"清热解毒，活血化瘀，祛邪扶正"。诸药配伍攻补兼

---

[34] 董继鹏，王健，徐立然，等. 中药加 HAART 降低 HIV/AIDS 病人 HIV 耐药发生的临床研究 [J]. 中国艾滋病性病，2016, 10: 768-771.

[35] 中成药"唐草片"获得批准用于改善艾滋病症状 [J]. 中国中医药信息杂志，2004, 11（5）: 466.

施,相辅相成,使热清而不伤正,滋补而不呆腻,故有益于艾滋病的治疗。㊱自 2006 年上市以来,不仅国内上海、广东、北京、广西、河南、云南等多个省(自治区、直辖市)均有使用,还出口到非洲(安哥拉、贝宁、肯尼亚、坦桑尼亚等)及东南亚(缅甸、柬埔寨等)一些国家。

陈军等对 HAART 联合中成药唐草片治疗 HIV 感染的有效性及安全性进行了研究,以 2012 年 9 月至 2014 年 4 月间在上海市公共卫生临床中心接受 HAART 联合应用唐草片治疗的 HIV 感染者共计 118 例为研究对象。患者入组后服用唐草片 3 次 / 天,8 片 / 次,与抗病毒药物间隔 1 小时以上。每 3 个月随访一次,记录患者皮肤改变(皮疹、皮肤瘙痒、皮肤干燥及脱发等)和胃肠道反应(食欲改变、恶心呕吐及腹泻等)以及乏力等不适症状。实验室指标主要包括血液系统指标及肝肾功能指标。研究结果显示唐草片与 HAART 联用具有较好的免疫学治疗效果和安全性,但其是否能够增加 HAART 效果或降低 HAART 的不良反应仍需进一步研究证实。㊲

有研究表明,该药通过提高 CD_4^+ 细胞计数、修复免疫损伤来调节 AIDS 患者的免疫作用;AIDS 本身与活性氧导致的氧化应激有很大关联,唐草片通过清除羟自由基和调控代谢氧化酶来实现其抗氧化作用。相关研究表明,唐草片可改善 HIV 感染及 AIDS 患者的症状,改善活动功能状况,有效延缓艾滋病的进展情况㊳。

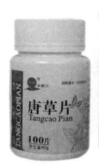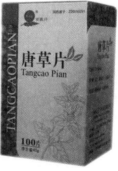

(二)益艾康胶囊

益艾康胶囊为河南省国家中医药治

㊱ 杨莉娅,陈竞青,邵宝平,等. 浅论唐草片治疗艾滋病的机理及临床辨证 [C]. 中华中医药学会防治艾滋病分会第八次年会论文集. 北京:中国现代医药远程教育杂志社,2011:244-246.
㊲ 陈军,张仁芳,王江蓉,等. HAART 联合中成药唐草片治疗 HIV 感染的有效性及安全性研究 [J]. 上海医药,2014,34(21):17-19.
㊳ 贾海盼,张伟,郭玉忠. 唐草片抗艾滋病的药理作用研究 [J]. 中国处方药,2016,14(9):18-19.

疗艾滋病项目制剂，由人参、黄芪、炒白术、茯苓、当归、川芎、白芍、黄芩等药物组成，具有健脾补胃、益气养血等功效。有学者对益艾康胶囊联合抗病毒疗法治疗艾滋病临床疗效进行了 Meta 分析，检索 2000 年至 2016 年在中国期刊全文数据库、中国知网及万方数据库公开发表的有关益艾康胶囊联合抗病毒疗法治疗艾滋病的临床研究文献全文，以"益艾康胶囊"或"益艾康胶囊联合抗病毒治疗""艾滋病"为关键词进行独立检索，检索无语种、性别、年龄等限制。共检出相关文献 50 篇，按照纳入与排除标准，最后有 4 篇文献共计 1434 例患者进入研究。结果发现益艾康胶囊联合抗病毒疗法治疗艾滋病疗效肯定，且安全性好。然而，由于本次纳入研究的文献评分普遍较低，对试验方法的叙述不够翔实，无法判断其科学合理性，故无法排除其存在发表性偏倚的可能性，最终可能导致本次 Meta 分析结果过高，致使本次试验结果难以令人信服。[39]

（三）爱可扶正片

爱可扶正片为河南省国家中医药治疗艾滋病项目制剂。有学者对爱可扶正片治疗 HIV/AIDS 临床疗效进行了研究，选取艾滋病患者属气血亏虚者 112 例，由唐河县艾滋病中医医疗点统一给患者发放爱可扶正片，3 次／天，6 片／次，口服，连续服用。省、市专家定期巡诊并根据患者病情加服对症治疗药物。研究发现，112 例患者治疗后症状体征改善总有效率为 66.7%，尤其是饮食、体重增加，感冒次数减少和乏力、出汗消减，患者的免疫力增强，生存质量有了明显提高，病死率得到有效控制，该药服用期间未见明显的毒副反应。[40]

---

[39] 邵彩东，蒋自强，李政伟，等 . 益艾康胶囊联合抗病毒疗法治疗艾滋病临床疗效的 Meta 分析 [J]. 中医研究，2017，30（5）：66-69.

[40] 田圣志，张怀亮，施钧瀚，等 . 爱可扶正片治疗 HIV/AIDS112 例 3 年临床疗效总结 [J]. 世界中西医结合杂志，2009，4（1）：23-25.

结 语

艾滋病无国界。从 1981 年世界发现第一例艾滋病至今，已经走过 40 余个春秋。欧美等发达国家对艾滋病的研究从未中断，中国亦是如此。虽已有多款药物问世，但均无法根治这一由病毒感染引起的传染病。

中国—坦桑尼亚中医药防治艾滋病合作对我国中医药临床科研人员了解艾滋病起到了至关重要的作用。正是通过这 30 余年对坦桑尼亚患者的救治，我国中医药临床科研人员积累了大量一手临床资料。当前，虽然抗反转录病毒类化学药仍是治疗艾滋病的主要手段，但其引起的不良反应，一直困扰着患者。相比之下，中医药不仅可促进免疫重建，改善免疫功能，降低艾滋病患者机会性感染发生率，还可减少 HAART 后不良反应，提高患者生存质量，降低 HIV 耐药，让罹患艾滋病这一"超级癌症"的患者在中西医结合共同努力下安然终老。

2021 年 7 月 14 日，联合国艾滋病规划署发布《直面不平等——2021 艾滋病防治全球进展报告》，其中指出，2020 年，全球共计 3770 万人感染艾滋病，其中 170 万是 0～14 岁儿童，68 万人死于艾滋病相关疾病。不过可喜的是，2020 年新发感染人数 150 万，这一数字比起 2010 年的 210 万，已经下降了 31%。

2020 年，中国疾病预防控制中心围绕艾滋病共刊发 4 篇研究文章，在《我国 HIV/AIDS 流行病学研究进展》一文中提出，截至 2020 年底，中国共有 105.3 万人感染艾滋病病毒，累计报告死亡 35.1 万人，中国的抗"艾"之路依然任重道远。

希望在不久的将来，中国通过中西医结合的方式，能够找到治愈艾滋病的有效方药，让这个世界有"爱"，无"艾"。

大事记

1985 年　中国宣布第一例因艾滋病死亡的病例。

1986 年　4 名中国血友病患者在使用美国进口的血液制品后被发现艾滋病病毒阳性，这是中国官方第一次发布有关中国公民艾滋病病毒阳性的报道。

1987 年　第一例 13 岁的中国血友病患者因使用进口的血液制品而感染艾滋病死亡。

1987 年　中国—坦桑尼亚中医药试治艾滋病合作项目启动。

1990 年　卫生部宣布成立国家艾滋病委员会。

1992 年　中国派出了第一个代表团参加国际艾滋病会议。

1992 年　时任国家主席胡锦涛访问坦桑尼亚接见驻坦专家并合影。

1998 年　公布《中国预防与控制艾滋病中长期规划（1998—2010 年）》。

2001 年　颁布实施《中国遏制与防治艾滋病行动计划（2001—2005 年）》。

2003 年　中国政府对艾滋病患者提出了"四免一关怀"政策，即：国家实施艾滋病自愿免费血液初筛检测，对农民和城镇经济困难人群中的艾滋病患者实行免费抗病毒治疗，对艾滋病患者遗孤实行免费就学，对孕妇实施免费艾滋病咨询、筛查和抗病毒药物治疗，将生活困难的艾滋病患者及其家庭纳入政府救助范围。

2004 年　中国中医药试点治疗艾滋病工作启动。

2006 年　颁布实施《中国遏制与防治艾滋病行动计划（2006—2010 年）》。

2006 年　施行《艾滋病防治条例》。

2006 年　印发《国家中医药管理局中医药防治艾滋病工作计划（2006—2010年）》。

2007 年　成立国家中医药管理局中医药防治艾滋病工作领导小组。

2012 年　印发《中国遏制与防治艾滋病"十二五"行动计划》。

2013 年 3 月　国家主席习近平访问坦桑尼亚接见驻坦专家并合影。

2017 年　印发《中国遏制与防治艾滋病"十三五"行动计划》。

附录

中医药治疗艾滋病临床技术方案(试行)

1. 前言

2004年1月按照国家中医药管理局中医药防治艾滋病工作组织协调小组的要求,中医研究院艾滋病中医药防治中心牵头组织有关专家,根据国家中医药管理局中坦合作艾滋病研究治疗项目十七年积累的中医药治疗经验,结合我国艾滋病的临床特点和全国中医药界在艾滋病中医药治疗研究中的经验起草了《中医药治疗艾滋病临床技术方案》(以下简称《方案》)初稿。此后,国家中医药管理局中医药防治艾滋病工作组织协调小组办公室又多次组织了全国治疗艾滋病中医、西医、中西医结合专家对《方案》初稿进行修改论证,形成了《中医药治疗艾滋病临床技术方案(试行)》。此《方案》已在5省中医药治疗艾滋病试点项目中初步试用,反映良好。

本方案的重点在中医药对艾滋病发生、发展不同阶段的认识、中医辨证分型和临床有效治疗方药的介绍。关于艾滋病的流行病学、临床诊断学等内容,请参见附件1《艾滋病诊疗指南》,在此不再赘述。

2. 临床分期及其病理机制

艾滋病是一种慢性进行性疾病,从病毒感染到艾滋病的晚期可分为几个阶段，为了便于临床掌握，本方案中将其分为三期。

2.1 急性感染期

艾滋病病毒侵入人体，机体卫外防御体系对入侵邪毒必然进行抵抗，此期或为邪毒犯表，郁于腠理，表卫失和，出现头痛、发热、乏力、咽痛、全身不适等表现；或邪毒入侵犯肺，出现壮热、咳嗽、咯痰、头身疼痛等表现；或皮毛宣泄失畅，邪毒郁于肌奏，而见颈、腋及枕部淋巴结肿大，或急性多发性神经炎，皮疹，肝脾肿大等，约持续 1～2 周后自行缓解。总之，此期正邪相搏，但正暂能胜邪。感染之初 HIV 大量复制，CD_4 细胞急骤下降，之后 HIV 复制被相对抑制，CD_4 仍能恢复至 $500/mm^3$ 或更高。从 HIV 侵入人体到机体出现抗-HIV 抗体的这段时间称窗口期，约 2～12 周。

2.2 潜伏期

艾滋病病毒感染人体在经历了急性感染期后，进入一个相当长的无症状期，有的人感染后没有急性期直接进入潜伏期。这一时期的感染者虽然称"无症状"，是指尚未出现与艾滋病相关的症状，并非绝对无症状。此期，正邪相当，正邪斗争进入相持阶段，但正气逐渐被损耗，阴阳、气血、津液及脏腑功能日渐失调。临床多表现为面色苍白少华，易于感冒，全身乏力，失眠多梦，焦虑恐惧，情绪低落、头晕目眩，或低热盗汗、烦热口干，淋巴结肿大等，机体抵抗力逐渐降低。感染 HIV 后的潜伏期约 8～10 年，在 HIV 感染 6 个月时，机体内的 HIV 病毒载量维持较低水平，CD_4 细胞则以平均每年约 30～$50/mm^3$ 的速度逐步下降。

2.3 发病期

艾滋病病毒在人体内复制繁殖，不断破坏人体免疫功能，病情进展到一定程度时，机体的免疫功能低下或缺陷，出现艾滋病相关症状。此期正不胜邪，正气更虚，各种病邪乘虚而入，导致正虚邪实，气血津液及脏腑功能诸不足；或因虚留瘀，因虚致痰，痰瘀互结，消噬正气，临床可见各种机会性感染。表现为持续发热，淋巴结肿大，腹泻、消瘦、乏力、鹅口疮、咳嗽、头痛，皮疹皮炎，并发 PCP、肿瘤、结核等。至终晚期，正气极端衰退，气虚阳损，血虚阴损，阴损及阳，阳损及阴，阴阳俱衰，表现为虚羸消瘦、倦怠乏力、萎黄神疲、喘促息微等，终致阴阳离决，生命消亡。发病期 CD_4 在 200～50/mm^3 或更低。从进入艾滋病期至患者死亡的时间约 0.5～2 年。

3. 辨证论治（常见证型及处理）

艾滋病病毒感染人体后是一个缓慢的发展过程。不同的个体和不同的阶段其中医病机表现不一，中医界通过十多年的探索，对艾滋病的中医病因病机有了一定的认识，形成了治疗艾滋病的一些基本方药。目前中医对艾滋病治疗的主要目标是提高免疫功能，控制机会性感染，改善生存质量，使患者带"毒"生存。由于艾滋病病毒感染后的各种机会性感染错综复杂，为了易于临床操作，对各期进行如下辨证分型论治，在临床上可参照执行。

3.1 急性感染期

此期治疗的原则是尽快透邪外出，消除急性感染的症状。

3.1.1 风热型：症见身热、头痛、咽痛、微恶风、咳嗽痰黄稠、自汗出，脉浮数，舌苔薄白或兼黄。

治法：辛凉解表。

方药：银翘散加减。

组成：连翘、银花、苦桔梗、薄荷、竹叶、生甘草、荆芥穗、淡豆豉、牛蒡子。

中成药：板蓝根冲剂、VC 银翘片。

3.1.2 风寒型：症见恶风、恶寒明显，头痛剧烈，发热汗不出，周身肌肉疼痛，脉浮紧，舌苔薄白。

治法：辛温解表。

方药：荆防败毒散加减。

组成：羌活、独活、柴胡、前胡、枳壳、茯苓、荆芥、防风、桔梗、川芎、甘草。

中成药：川芎茶调散、正柴胡饮。

3.2 潜伏期（无症状 HIV 感染）

此期的治疗原则是尽量增强机体的免疫功能，调整全身的功能状态，使正邪处于平衡状态，尽量延缓发病时间。

3.2.1 气血两亏型：平素体质虚弱，面色苍白，畏风寒，易感冒，声低气怯，时有自汗，舌质淡，脉虚弱或细弱。

治法：气血双补。

方药：八珍汤或归脾汤加减。

组成：当归、川芎、白芍药、熟地黄、人参、白术、茯苓、甘草、黄芪、龙眼肉、酸枣仁、远志。

中成药：人参归脾丸。

3.2.2 肝郁气滞火旺型：平素性格内向，情感脆弱，情绪易抑郁，得知自己感染 HIV 后，更是焦虑恐惧，胸胁胀闷，失眠多梦，不能控制自己的情绪，甚至产生轻生念头，妇女可有月经不调，乳房少腹结块，查体可较早出现淋巴结肿大，舌苔薄白，脉弦。

治法：疏肝理气。

方药：柴胡疏肝散加减。

组成：陈皮、柴胡、川芎、香附、枳壳、芍药、甘草、当归、白术、茯苓。

中成药：丹栀逍遥丸。

3.2.3 痰热内扰型：平素饮食不节，或嗜食辛辣厚腻，易于心烦急躁，口苦吞酸，呕恶嗳气，失眠，目眩头晕，苔腻而黄，脉滑数。

治法：化痰清热，理气和中。

方药：温胆汤加减。

组成：半夏、陈皮、茯苓、枳实、竹茹、甘草、生姜。

3.3 发病期

此期的治疗原则是减轻患者的症状，提高生存质量，延长生命，减少死亡率。以下见主症两项、次症三项或见主症三项、次症一项者即可确定为该证型。

3.3.1 热毒内蕴，痰热壅肺

主症：咳嗽、喘息、痰多色黄、发热、头痛。

次症：胸痛，口干口苦，皮疹或疱疹，或大热、大渴、大汗出、日晡潮热。

舌脉：舌红苔白或兼黄，脉浮数或弦数。

治法：清热解毒，宣肺化痰。

方药：清金化痰汤合麻杏石甘汤加减。

组成：半夏、杏仁、陈皮、瓜蒌仁、黄芩、枳实、茯苓、麻黄、生石膏、甘草。

中成药：羚羊清肺散、二母宁嗽丸。

艾滋病机会性感染之上呼吸道感染，肺炎（包括 PCP）初、中期可参考此型论治。

3.3.2 气阴两虚，肺肾不足

主症：低热盗汗，五心烦热，干咳少痰，痰稠黏难咳出，乏力。

次证：口干咽燥，午后或夜间发热，或骨蒸潮热，心烦少寐，颧红，尿黄，或面色白、气短心悸，头晕、咳嗽无力、咳痰困难或挟血丝，或恶风、多汗，皮肤受风后起痒疹，如粟粒或成片状。

舌脉：舌质干红，少苔，脉细数。

治法：补肺益气，滋肾养阴。

方药：生脉散合百合固金汤加减。

组成：人参、麦冬、五味子、熟地、百合、甘草、生地、贝母、白芍、

元参、桔梗。

中成药：生脉饮口服液或胶囊、养阴清肺丸。

艾滋病呼吸系统机会性感染（包括PCP）之后期可参考此型论治。

3.3.3 气虚血瘀，邪毒壅滞

主症：乏力气短，躯干或四肢有固定痛处或肿块，甚至肌肤甲错，面色萎黄或黯黑。

次症：口干不欲饮，午后或夜间发热，或自感身体某局部发热，或热势时高时低，遇劳而复发或加重，自汗，易感冒，食少便溏，或肢体麻木，甚至偏瘫，或脱发。

舌脉：舌质紫暗或有瘀点、瘀斑，脉涩。

治法：益气活血，化瘀解毒。

方药：补中益气汤合血府逐瘀汤加减。

组成：黄芪、桃仁、红花、当归、生地黄、川芎、赤芍、牛膝、桔梗、枳壳、甘草、人参、橘皮、升麻、柴胡、白术。

中成药：血府逐瘀口服液或胶囊、补中益气丸。

艾滋病见周围神经炎、带状疱疹后遗症、脂溢性皮炎等可参考此型论治。

3.3.4 肝经风火，湿毒蕴结

主症：疱疹，口疮，不易愈合。

次症：皮肤瘙痒或糜烂、溃疡，或小水泡、疼痛、灼热，或发于面部躯干，或发于口角、二阴，口苦，心烦易怒。

舌脉：苔腻质红，脉滑数。

治法：清肝泻火，利湿解毒。

方药：龙胆泻肝汤加减。

组成：龙胆草、黄芩、栀子、泽泻、车前子、当归、生地黄、柴胡、生甘草、白鲜皮、地肤子。

中成药：龙胆泻肝丸、皮肤病血毒丸或防风通圣丸、冰硼散、锡类散、湿毒膏外涂患处。

艾滋病见带状疱疹、单纯性疱疹、脓疱疮、脂溢性皮炎、药疹等可参考此型论治。

3.3.5 气郁痰阻，瘀血内停

主症：瘰疬肿块，抑郁寡欢，病情常随情绪而变化，善太息，按之不痛或轻痛，胸胁胀满。

次症：梅核气，或大便不爽，妇女可见月经不畅或痛经或兼血块。

舌脉：舌淡红苔薄白，脉弦。

治法：利气化痰，解毒散结。

方药：消瘰丸合逍遥丸加减。

组成：海藻、昆布、牡蛎、玄参、半夏、陈皮、连翘、贝母、川芎、茯苓、桔梗、当归、柴胡、白术、芍药。

中成药：内消瘰疬丸、牛黄解毒片。

艾滋病出现的卡波西肉瘤，或淋巴瘤紫色丘疹和结节，或颈部淋巴结核等可参考此型论治。

3.3.6 脾肾亏虚，湿邪阻滞

主症：腹泻便溏，脘闷食少。

次症：大便如稀水，间歇发作，或持续不断而迁延难愈；或泄泻清稀，甚则如水，腹痛肠鸣，恶寒发热，泻下急迫；或腹痛，大便不爽，粪色黄而臭，肛门灼热，烦热口渴，小便短黄；或泻下粪臭如败卵，得泻而痛减，伴不消化之物，脘腹痞满，嗳腐酸臭；或大便时溏时泻，时发时止，日久不愈，水谷不化，稍进油腻等难消之物或凉食则发，食少腹胀，面色萎黄；或五更泄泻，甚则滑泄不禁，迁延反复，形寒肢冷，腰膝酸软，腹痛绵绵，下腹坠胀，脱肛；或恶心、呕吐、食欲不振，腹痛腹胀，泄泻频多，经久不愈；或伴腰酸腿软，消瘦痿弱，毛发疏落，耳聋耳鸣。

舌脉：舌淡苔白或黄腻或厚腻秽浊，脉沉细或滑数，或濡缓。

治法：和胃健脾，利湿止泻。

方药：参苓白术散加减。

组成：党参、白术、茯苓、桔梗、缩砂仁、白扁豆、山药、薏苡仁、黄连。

中成药：参苓白术丸、葛根芩连微丸、四神丸。

艾滋病以消化道为主的各种慢性疾病可参考此型论治。

3.3.7 元气虚衰，肾阴亏涸

主症：消瘦脱形，乏力身摇，水谷难入。

次症：四肢厥逆，神识似清似迷，冷汗淋漓，或喘脱息高；耳鸣重听，齿摇发脱，排尿困难，鸡鸣泄泻，下利清谷或洞泄不止；或口腔舌面布满腐糜；或面色苍白，疲惫腰酸，两耳不聪，小便频数，夜尿增多，甚至失禁；女子月经不行，带下清稀或子宫脱垂；口干咽燥，声音嘶哑。

舌脉：舌苔灰或黑或舌光剥无苔，脉沉弱或虚大无力或脉微欲绝。

治法：大补元气，滋阴补肾。

方药：补天大造丸加减。

组成：人参、白术、当归、熟地黄、山药、泽泻、茯苓、枸杞、山茱萸、紫河车、菟丝子、鹿胶、龟胶。

中成药：参麦注射液合六味地黄丸或左归丸。

艾滋病晚期恶液质可参考此型酌情治疗。

注：临床医师可根据本人实践经验随症加减。

（撰稿人：中医研究院艾滋病中医药防治中心危剑安、孙利民、王健）

艾滋病（成人）中医诊疗方案

艾滋病是一种慢性、可控性传染性疾病，病程长、病情复杂、病位广泛、临床表现多样。根据病原学、临床表现、预后转归等特征，艾滋病归属中医"疫病""虚劳"等范畴，多由疫毒侵袭、耗伤正气、日久全身气血阴阳失调、脏腑功能受损而发病，中医临床采用病证结合治疗可以扶正祛邪、改善症状、延缓发病及减毒增效等。

本方案是中医辨证论治艾滋病（成人）的总体方案。对于艾滋病感冒、咳嗽、呕吐、泄泻、血浊、贫血、痹症、蛇串疮、皮肤瘙痒、药物性肝损伤、免疫重建不良、HIV感染者的中医诊断和治疗，参见国家中医药管理局医政司印发的泄泻等12个艾滋病常见病症中医诊疗方案（试行）（国中医药医政医管便函〔2015〕83号）。

一、诊断

（一）疾病诊断

参照《艾滋病和艾滋病病毒感染诊断标准》（WS293-2008）。

（二）证候诊断

HIV侵袭人体后，正邪交争，元气渐亏，气血阴阳日损，最终脾肾阳虚、阳损及阴、阴阳离决。证候演变多由实证向虚实夹杂证、虚证发展，其中

HIV 感染者以肺脾两虚证为主，AIDS 患者以脾肾阳虚证为主。性传播者以肝郁气滞、阴虚内热、脾肾阳虚为主。静脉吸毒者以热毒内蕴、气虚血瘀、气阴两虚为主。有偿供血者以肺脾两虚、脾肾阳虚为主。临床常见证候如下：

1. 热毒内蕴证：不规则发热，体温 38℃左右，皮肤红疹或斑块或疱疹（疼痛剧烈，面积大，反复难愈），或口疮（多发、易复发、面积大，缠绵难愈），或有脓疱，或躯干四肢有疖肿，或疮疡，伴红肿热痛，或咳嗽痰黄，口苦口臭。舌质红或绛，苔黄腻，脉滑数。（静脉吸毒感染者、早期感染者较多见）

2. 肝郁气滞证：胸胁胀满，善太息，情志抑郁，急躁易怒，失眠多梦，口苦咽干，全身淋巴结肿大（一般大于 1cm，多发于耳前、耳后、下颌、腋下、腹股沟等处）；妇女月经不调，乳房胀痛，少腹结块。舌苔薄白，脉弦。（早中期感染者、性传播感染者较多见）

3. 肺脾两虚证：声低懒言，神疲乏力，久咳不止，气短而喘，咯痰清稀，面白无华，食欲不振，食少，腹胀，便溏，以慢性腹泻多见，次数多于 3 次/日，持续时间长，抗菌素治疗效果不明显。舌淡，苔白滑，脉弱。（采供血感染者、中晚期患者较多见）

4. 气虚血瘀证：面色萎黄或黯黑，乏力、气短，躯干或四肢有固定痛处或肿块，午后或夜间发热，遇劳复发或加重，自汗，易感冒，食少便溏，或脱发。舌暗红，或有瘀点瘀斑，脉沉涩。（静脉吸毒感染者、合并 HCV 感染者，中晚期患者较多见）

5. 阴虚内热证：两颧发红，形体消瘦，午后潮热，或夜间发热，失眠盗汗，五心烦热，咳嗽，久嗽，乏力、气短，口燥咽干，大便干结，小便黄赤。舌红少苔，脉细数。（合并结核、中晚期患者较多见）

6. 气阴两虚证：少气，懒言，神疲，乏力，自汗，盗汗，动则加剧，易感冒，或伴口干舌燥，五心烦热，形体消瘦，体重减轻，或见干咳少痰。舌体瘦薄，舌质淡，苔少，脉虚细数无力。（中晚期患者较多见）

7. 脾肾阳虚证：面色㿠白，畏寒肢冷，腰膝酸软，腹中冷痛，或腹胀肠鸣，腹泻剧烈或五更泄泻，下利清谷，或小便不利，或面浮肢肿，或见小便频数，余沥不尽。舌质淡胖有齿痕，苔白滑，脉沉迟细弱。（采供血感染者、性传播感染者、晚期患者较多见）

二、治疗方案

（一）中药治疗

1. 热毒内蕴证

治法：清热解毒，宣散透邪。

推荐方药：黄连解毒汤合升降散加减。黄连、黄芩、黄柏、栀子、僵蚕、蝉蜕、姜黄、大黄、荆芥、防风、牛蒡子、金银花、大青叶、板蓝根、丹皮、桔梗、薄荷、甘草。

口疮者，加半夏、生姜、黄连、细辛等；咳痰黄稠者，加芦根、冬瓜仁、前胡、鱼腥草等；疮疡者，加土茯苓、滑石、苦参等。

推荐中成药：唐草片、牛黄解毒丸、防风通圣丸等。

推荐经验方：黄芩、穿心莲、绞股蓝、茯苓、薏苡仁、砂仁、黄芪、苍术、黑蚂蚁、灵芝。

2. 肝郁气滞证

治法：疏肝理气。

推荐方药：柴胡疏肝散加减。柴胡、白芍、陈皮、川芎、香附、枳壳、甘草。

泛酸者，加吴茱萸、黄连、煅瓦楞子等；呕恶者，加半夏、生姜、乌梅等；善太息者，加瓜蒌、乌药、厚朴等；乳房胀痛、少腹结块、全身淋巴结肿大者，加龙骨、牡蛎、海藻、昆布等；咽干口苦者，加黄芩、栀子、龙胆草等。

推荐中成药：加味逍遥丸、四逆散等。

推荐经验方：柴胡、白芍、当归、白术、茯苓、甘草、薏苡仁、白花蛇舌草、贝母。

3. 肺脾两虚证

治法：益肺健脾。

推荐方药：参苓白术散加减。人参、茯苓、白术、山药、莲子肉、白扁豆、薏苡仁、砂仁、桔梗、炙甘草。

面部虚浮、下肢浮肿者，加黄芪、汉防己等；腹泻者，加诃子、乌梅等；咳嗽者，加半夏、橘红、前胡等。

推荐中成药：参苓白术丸、人参健脾丸等。

推荐经验方：（1）人参、黄芪、白术、茯苓、当归、川芎、白芍、黄芩等。（2）党参、黄芪、白术、绞股蓝、黑蚂蚁、灵芝。

4. 气虚血瘀证

治法：益气活血。

推荐方药：补中益气汤合血府逐瘀汤加减。黄芪、人参、白术、当归、陈皮、柴胡、升麻、桃仁、红花、生地、川芎、赤芍、牛膝、桔梗、枳壳、甘草。

胸胁疼痛者，加川楝子、延胡索、蒲黄、血竭等；四肢、躯干肿块者，加穿山甲①、王不留行、地龙等。

推荐中成药：补中益气丸、血府逐瘀丸等。

推荐经验方：黄芪、白术、当归、陈皮、升麻、柴胡、玄参、生地、川芎、白芍、丹参、延胡索、蔓荆子、牛膝、桔梗、枳壳、葛根、甘草。

5. 阴虚内热证

治法：养阴清热。

---

① 《中华人民共和国药典》2020年版，穿山甲未被收录，此处仅供参考。

推荐方药：百合固金汤合六味地黄丸加减。百合、熟地、生地、麦冬、玄参、当归、白芍、桔梗、贝母、山萸肉、山药、泽泻、丹皮、茯苓、甘草。

症状较重者，酌加青蒿、鳖甲、石斛、银柴胡、白薇、地骨皮等。

推荐中成药：养阴清肺丸、麦味地黄丸、青蒿鳖甲片等。

推荐经验方：生地、麦冬、玄参、天冬、党参、花粉、紫花地丁、丹参、白花蛇舌草、夏枯草、炙甘草。

6. 气阴两虚证

治法：益气养阴。

推荐方药：参芪地黄汤加减。人参、黄芪、生地、山药、山萸肉、茯苓、泽泻、丹皮、五味子、天花粉、沙参、麦冬、甘草。

口干舌燥、五心烦热者，加青蒿、鳖甲、知母等；干咳少痰者，加贝母、紫苑、款冬花等；腰膝酸软者，加牛膝、杜仲等。

推荐中成药：六味地黄丸、十全大补丸、百合固金丸等。

推荐经验方：太子参、黄芪、生地、麦冬、五味子、当归、枸杞子、山药、甘草。

7. 脾肾阳虚证

治法：温补脾肾。

推荐方药：真武汤合附子理中汤加减。附子、茯苓、白芍、白术、干姜、人参、肉桂、淫羊藿、鹿角胶、阿胶。

五更泄者，加补骨脂、菟丝子、肉豆蔻等；小便频数者，加益智仁、乌药等。

推荐中成药：附子理中丸、金匮肾气丸等。

推荐经验方：（1）附子、淫羊藿、干姜、甘草、红参、茯苓、虎杖、黄芩、黄柏。（2）鹿茸、淫羊藿、黄芪、黄芩、黄精、半枝莲、法半夏、柴胡、猪苓。

（二）其他疗法

1. 艾灸疗法

以下证型可根据临床实际采用艾灸治疗。

（1）肺脾两虚证

取穴：太渊、肺俞，关元、脾俞、肾俞、神阙、气海，交替选用。

操作方法：点燃艾条，距离穴位 0.5～1cm，灸至皮肤潮红为度；每次 20～30 分钟，1 次 / 日，10 天为 1 疗程，连续 2～3 个疗程。

（2）气阴两虚证

取穴：肺俞、膻中、太溪，命门、肾俞、足三里、涌泉，交替选用。

操作方法：同上。

（3）脾肾阳虚证

取穴：关元、气海、足三里、三阴交，内关、百会、膈俞、脾俞、肾俞，交替选用。

操作方法：20 天为 1 疗程，其他同上。

2. 饮食疗法

（1）饮食宜忌

宜少食多餐易消化食物。咳嗽痰多者，少食甜腻；皮肤疮疹者，忌食蟹虾；咽喉干燥者，忌食辣椒、大蒜等辛辣之品。

（2）推荐药膳

咳嗽、气喘：苏子粳米粥（苏子、粳米、生姜、陈皮、白果、大枣），芡实山药粥（芡实、山药、薏苡仁、白萝卜、核桃仁）。

痰核、瘰疬：紫菜豆腐海蜇汤（紫菜、豆腐、海蜇、生姜）。

呕吐、胃痛：参苓橘姜粥（党参、橘皮、茯苓、生姜、粳米）。

腹痛、腹泻：莲子马齿苋汤（莲子、马齿苋、瘦猪肉、大蒜）。

口疮：洋参莲子羹（西洋参、莲子、绿豆、冰糖）。

皮疹：当归赤豆羹（当归、赤小豆、薏苡仁、扁豆、马齿苋、防风）。

自汗、盗汗：黄芪浮小麦羹（黄芪、浮小麦、薏苡仁、绿豆、黑豆）。

3. 心理疏导

对待 HIV 感染者/艾滋病患者要热情、耐心、细致、不歧视，帮助其解除焦虑、紧张、抑郁等情绪，减轻心理负担，增强战胜疾病的信心；要传授艾滋病防治相关知识，调动配合治疗的主观能动性，保证其依从性。

三、疗效评价

（一）生物学指标评价

1. CD_4^+T 淋巴细胞计数

观察 CD_4^+T 淋巴细胞计数在一定时间内的变化情况。

检测方法：每半年检测一次，比较 CD_4^+T 淋巴细胞计数在不同时间的变化情况。

评价标准：

有效：（1）治疗半年后，CD_4^+T 淋巴细胞计数上升 $\geqslant 30\%$ 或 $50/mm^3$，并保持稳定；（2）治疗 1 年后 CD_4^+T 淋巴细胞计数与基线水平一致；

无效：治疗半年后，CD_4^+T 淋巴细胞计数下降 $\geqslant 30\%$ 或 $50/mm^3$。

2. 病毒载量

观察血浆中病毒载量水平在一定时间内的变化情况。

检测方法：每半年检测一次，比较不同时间患者血浆中病毒载量水平的变化情况。

评价标准：

有效：（1）治疗半年后，血浆病毒载量水平下降，拷贝数降低 $\geqslant 1\ log/mL$；（2）治疗 1 年后，血浆病毒载量水平未上升，与基线水平一致；

无效：治疗半年后，血浆中病毒载量水平持续上升，或拷贝数下降 $< 1\ log/mL$。

（二）患者报告结局和生存质量评价

1.《HIV/AIDS 患者报告结局评价量表》（简称《HIV/AIDS PRO 量表》）评价

观察患者一定时间内的病情变化情况（详见附件1）。

测评方法：每3个月或半年测评一次，比较不同时间患者自我感受的变化情况。

评价标准：《HIV/AIDS PRO 量表》分为躯体状况、生活状况、总体评价等三个部分，计算治疗前后各部分积分情况，经 t 检验，$P < 0.05$ 或 $P < 0.01$ 为有效，无统计学差异为无效。

2.《世界卫生组织艾滋病患者生存质量量表（中国版）》（简称《生存质量量表》）评价

观察患者一定时间内的生活质量情况（详见附件2）。

测评方法：每3个月或半年测评一次，比较不同时间患者对生活状态的满意度变化情况。

评价标准：《生存质量量表》分为生理、心理、独立性、环境、社会关系、精神支柱/宗教/个人信仰等六个部分，计算治疗前后各部分积分情况，经 t 检验，$P < 0.05$ 或 $P < 0.01$ 为有效，无统计学差异为无效。

附件：1. HIV/AIDS 患者报告结局评价量表（HIV/AIDS PRO 量表）
   2. 世界卫生组织艾滋病患者生存质量量表（中国版）

附件1

HIV/AIDS患者报告结局评价量表
HIV/AIDS Patient Reported Outcome Scale
（HIV/AIDS PRO量表）

卷 首 语

尊敬的患者：您好！

我们本次与您交流，是想对您的健康状况进行动态观察，帮助您更好地了解和维护自己的身体健康。

以往您的治疗效果多是由医生进行判断的，但我们知道，疾病的痛苦和治疗的效果只有您更能切身感受到，如果将您的感受与医生的判断相结合，对治疗效果的判断就会更加真实准确。

这份量表测试的目的就是让您自己来评价治疗后的效果，您的积极配合将有助于及时了解您的病情或完善对您的治疗方案。我们希望您能接受随访，如果您同意参加，请如实填写有关问题，我们将对您的个人信息严格保密。

填写说明

填写这份量表的时候，请您不要有任何顾虑，从您自身真实感受的角度独立回答所有问题。如果某个问题您不能肯定选择哪个答案，就选择最接近您自己真实感觉的那个答案。如果您确定某个答案，请在该答案相对应的"□"内划"√"。

注意：您对所有问题的回答都是您最近4周内的感受。

例如：您经常睡不着吗？ □完全没有　□很少有　√有　□多数有　□几乎总有

下面请您先填写您的基本情况，在相对应的"□"内划"√"，然后逐条阅读作答。

谢谢您的参与！

量表正文

一般信息（必填项）

性别：□男　□女　年龄：　岁　民族：□汉族　□其他民族

婚况：□未婚　□已婚　□丧偶　□离婚　□其他

职业：□干部　□工人　□知识分子　□自由职业　□农民　□其他

最高学历：□文盲　□小学　□中学　□大专　□本科　□研究生或以上

HIV 抗体阳性确证时间：　年　月

感染途径：

　□有偿供血　□输血　□静脉吸毒　□性接触　□母婴传播　□不明

治疗情况：

　□HAART 治疗　□中医药治疗　□HAART 联合中医药治疗　□尚未治疗

躯体状况（请您根据自己的情况填写 4 周来的感受）

1. 您感到疲乏无力吗？

　□完全没有　□很少有　□有　□多数有　□几乎总有

2. 您经常感冒吗？□完全没有　□很少有　□有　□多数有　□几乎总有

3. 您感到发热吗？□完全没有　□很少有　□有　□多数有　□几乎总有

4. 您感觉比一般人容易出汗吗？

　□完全没有　□很少有　□有　□多数有　□几乎总有

5. 您感到头晕吗？□完全没有　□很少有　□有　□多数有　□几乎总有

6. 您感到心慌吗？□完全没有　□很少有　□有　□多数有　□几乎总有

7. 您感到气短吗？□完全没有　□很少有　□有　□多数有　□几乎总有

8. 您感到气喘吗？□完全没有　□很少有　□有　□多数有　□几乎总有

9. 您有咳嗽吗？□完全没有　□很少有　□有　□多数有　□几乎总有
10. 您有咯痰吗？□完全没有　□很少有　□有　□多数有　□几乎总有
11. 您咽喉疼痛吗?□完全没有　□很少有　□有　□多数有　□几乎总有
12. 您长口疮吗?□完全没有　□很少有　□有　□多数有　□几乎总有
13. 您有恶心吗?□完全没有　□很少有　□有　□多数有　□几乎总有
14. 您有呕吐吗？□完全没有　□很少有　□有　□多数有　□几乎总有
15. 您肚子疼吗?□完全没有　□很少有　□有　□多数有　□几乎总有
16. 您肚子胀吗？□完全没有　□很少有　□有　□多数有　□几乎总有
17. 您有腹泻吗？□完全没有　□很少有　□有　□多数有　□几乎总有
18. 您大便干燥吗？□完全没有　□很少有　□有　□多数有　□几乎总有
19. 您有皮疹吗？□完全没有　□很少有　□有　□多数有　□几乎总有
20. 您有皮肤瘙痒吗？□完全没有　□很少有　□有　□多数有　□几乎总有
21. 您身体有疼痛吗?□完全没有　□很少有　□有　□多数有　□几乎总有
22. 您感到腿脚麻木吗?

　　□完全没有　□很少有　□有　□多数有　□几乎总有

生活状况（请您根据自己的情况填写4周来的感受）：

23. 您心情愉快吗?□非常愉快　□愉快　□一般　□不愉快　□极不愉快
24. 您容易发火吗？□完全没有　□很少有　□有　□多数有　□几乎总有
25. 您感到忧虑吗?□完全没有　□很少有　□有　□多数有　□几乎总有
26. 您很在乎别人说您患艾滋病吗?

　　□根本不在乎　□有点在乎　□一般　□比较在乎　□极在乎

27. 您有睡不着的情形吗?

　　□完全没有　□很少有　□有　□多数有　□几乎总有

28. 您好忘事吗？ □完全没有　□很少有　□有　□多数有　□几乎总有

29. 您吃东西有胃口吗？

　　□完全没有　□很少有　□有　□多数有　□几乎总有

30. 您生活能自理吗？ □完全能　□多数能　□一般　□很少能　□几乎不能

31. 您能正常做事情吗？

　　□完全能　□多数能　□一般　□很少能　□几乎不能

32. 患病影响了您的性生活能力吗？（单身者可不回答）

　　□根本不是　□很少是　□一般　□有时是　□几乎总是

总体评价（请您根据自己的情况填写4周来的感受）：

33. 总的来说，您感觉身体状况大不如前吗？

　　□根本不是　□很少是　□一般　□有时是　□几乎总是

34. 您对目前治疗的效果满意吗？（未治疗时不回答）

　　□根本不满意　□不满意　□一般　□满意　□很满意

　　　　　　　　签名　　　填写日期：　　年　　月　　日

《HIV/AIDS PRO 量表》使用说明

　　所有测试条目均为5级量化，测试患者近四周的自我感受，填写的答案由前向后表示由最好的状态到最差的状态，分别记为1、2、3、4、5分，最好状态为1分，最差状态为5分。本量表总分数为40～200分。最后2条为总体评价和治疗满意度测量，不计入总分。在临床疗效评价时，建议将治疗前的测量与治疗后每次测量的积分按照统计学检验有无差异进行分析，并且考虑在量表总积分和各领域积分层次与治疗前比较。该量表可以用于治疗前后总体疗效的分析评价，也可用于药物或疗法之间的疗效比较。

《HIV/AIDS PRO 量表》条目解析

1. 您感到疲乏无力吗？——该条测量的中医术语是"乏力"，其含义指自觉肢体懈怠，软弱无力的表现。

2. 您经常感冒吗？——该条测量的中医术语是"感冒"，其含义指感受外邪，以发热恶寒，头身疼痛，鼻塞流涕，喉痒咳嗽为主要表现的疾病。

3. 您感到发热吗？——该条测量的中医术语是"发热"，其含义指体温升高，超出正常范围；或虽体温正常，但自觉身热不适。

4. 您感觉比一般人容易出汗吗？——该条测量的术语是"汗出"，其含义指非活动性汗出及夜卧出汗。

5. 您感到头晕吗？——该条测量的中医术语是"头晕"，其含义指头脑昏沉，视物昏花旋转，严重者张目即觉天旋地转，不能站立。

6. 您感到心慌吗？——该条测量的中医术语是"心慌"，其含义指心中有恐慌感，不能自制的表现。

7. 您感到气短吗？——该条测量的中医术语是"短气"，其含义指呼吸短促而急，自觉气息不能接续的表现。

8. 您感到气喘吗？——该条测量的中医术语是"气喘"，其含义指呼吸急促困难，严重时张口抬肩，鼻翼煽动，不能平卧的表现。

9. 您有咳嗽吗？——该条测量的中医术语是"咳嗽"，其含义指以咳嗽、咯痰为主要表现的疾病。

10. 您有咯痰吗？——该条测量的中医术语是"咯痰"，其含义指痰液由咳嗽而吐出。

11. 您咽喉疼痛吗？——该条测量的中医术语是"咽痛"，其含义是咽喉疼痛的感觉。

12. 您长口疮吗？——该条测量的中医术语是"口疮"，其含义指以口腔内的唇、舌、颊及上腭等处肌膜见单个或多个淡黄色或灰白色如豆大的溃烂点，灼热疼痛反复发作为主要表现的疾病。

13. 您有恶心吗？——该条测量的中医术语是"恶心"，其含义指感觉胃中有物上拱，急迫欲吐的表现，常是呕吐的先兆。

14. 您有呕吐吗？——该条测量的中医术语是"呕吐"，其含义指胃内容物，甚至胆汁、肠液通过食道反流到口腔，并吐出的反射性动作。

15. 您肚子疼吗？——该条测量的中医术语是"腹痛"，其含义指腹部疼痛，是脐腹疼痛，小腹疼痛，少腹疼痛的总称。

16. 您肚子胀吗？——该条测量的中医术语是"腹胀"，其含义指腹中胀气感。

17. 您有腹泻吗？——该条测量的中医术语是"腹泻"，其含义指粪便稀薄，排便次数增加的表现。

18. 您大便干燥吗？——该条测量的中医术语是"便秘"，其含义指粪便干燥坚硬，排出困难，排便次数减少的表现。

19. 您有皮疹吗？——该条测量的中医术语是"皮疹"，其含义指发生于皮肤表面的斑丘疹，粟粒状高出皮肤的疹子，抚之碍手，疹色可与皮肤颜色相同，亦可发红，疏密不一，甚则融连成片。

20. 您有皮肤瘙痒吗？——该条测量的是全身或局部皮肤瘙痒的状况。

21. 您身体有疼痛吗？——该条测量的中医术语是"疼痛"，其含义指身体各处的疼痛感觉，包括头痛、关节痛、腰背痛、四肢痛等，有一项即可。

22. 您感到腿脚麻木吗？——该条测量的中医术语是"肢体麻木"，其含义指肢体肌肤局限性知觉障碍的表现，"麻"指自觉肌肉内有如虫行感，按之不止；"木"指皮肤无痛痒感觉，按之不知。

23. 您心情愉快吗？——该条测量的是情志状况，相当于中医"七情"的"喜"。

24. 您容易发火吗？——该条测量的是情志状况，相当于中医"七情"的"怒"。

25. 您感到忧虑吗？——该条测量的是情志状况，相当于中医"七情"

的"忧"。

26. 您很在乎别人说您患艾滋病吗？——该条测量的是患者的自卑感觉。

27. 您有睡不着的情形吗？——该条测量的中医术语是"失眠"，其含义指不易入睡或睡眠短浅易醒，甚至整夜不能入睡的表现。

28. 您好忘事吗？——该条测量的中医术语是"健忘"，其含义指记忆力减退，遇事易忘的表现。

29. 您吃东西有胃口吗？——该条测量的是患者的饮食状况。

30. 您生活能自理吗？——该条测量的是患者的自理能力。

31. 您能正常做事情吗？——指日常家务、工作等事务，该条测量的是患者的劳动能力。

32. 患病影响了您的性生活能力吗？——该条测量的是患者的性能力，单身者可不回答。

33. 总的来说，您感觉身体状况大不如前吗？——该条测量的是患者的自觉身体状况。

34. 您对目前治疗效果满意吗？——未治疗者不作答，该条测量的是患者对治疗效果的认识。

附件2

世界卫生组织艾滋病患者生存质量量表（中国版）
WHOQOL-HIV BREF（Chinese Version）

卷首语

尊敬的朋友：

您好！这份问卷是要了解您对自己的生存质量、健康状况以及日常活动的感觉如何，请您一定回答所有问题。请在仔细阅读问题后，根据您自己的情况填写。

在填写过程中，如您有任何疑问，请随时咨询我们的调查员。

感谢您花费宝贵的时间填写问卷。

填写说明

下列问题是要了解您对自己的生存质量、健康情况以及其他生活的感觉如何，请您一定回答所有问题。如果某个问题您不能肯定如何回答，就选择看上去最适合的那个，那通常是您的第一反应。我们要求您考虑您最近四星期内的情况。请阅读每个问题，请在相对应的"□"里划"√"。例如：

您怎么评价您的生活质量？

□非常差　□差　□既不好也不差　√好　□很好

量表正文

1.（G1）您怎么评价您的生活质量？

　　□非常差　□差　□既不好也不差　□好　□很好

2.（G4）您对自己的健康状况满意吗？

　　□非常不满意　□不满意　□既非满意也非不满意　□满意　□非常满意

下列问题是问您在最近两周内经历了多少特定事情

3.（F1.4）您觉得疼痛在多大程度

　　□一点也不妨碍　□有点妨碍　□有妨碍（一般）　□比较妨碍　□极妨碍

4.（F50.1）您在多大程度上为 HIV 感染所带来的身体不适所困扰？

　　□一点也不困扰　□有一点困扰　□有困扰（一般）　□比较困扰　□极困扰

5.（F11.3）您对医疗服务的依赖程度如何？

　　□完全不依赖　□很少依赖　□有依赖（一般）　□比较依赖　□极依赖

6.（F4.1）您热爱生活的程度如何？

　　□一点也不热爱　□有一点热爱　□热爱（一般）　□比较热爱　□极热爱

7.（F24.2）您觉得您的生活有意义吗？

　　□完全没有意义　□有一点意义　□有意义（一般）　□比较有意义　□极有意义

8.（F52.2）您因为别人指责您是 HIV 患者而困扰吗？

　　□完全没有　□有一点　□有（一般）　□比较大　□极大

9.（F53.4）您对自己的未来感到恐惧吗？

　　□完全没有　□有一点　□有（一般）　□比较大　□极大

10.（F54.1）您对死亡的担忧程度如何？

　　□完全不害怕　□有一点害怕　□害怕（一般）　□比较害怕　□极害怕

11（F5.3）您能集中注意力的程度如何？

　　□根本不能　□很少能　□能（一般）　□比较能　□极能

12.（F16.1）日常生活中您的安全感如何？

　　□根本不安全　□很少安全　□安全（一般）　□比较安全　□极安全

13.（F22.1）您周围的环境好吗？

　　□根本不好　□很少好　□一般　□比较好　□极好

下列问题是关于您最近两周所经历的事或特定的感受

14.（F2.1）您在日常生活中您的精力充沛吗？

　　□完全没有　□有一点　□有（一般）　□多数有　□完全有

15.（F7.1）您能接受您的体型吗？

　　□完全不能　□有一点接受　□基本能接受　□大部分能接受　□完全能接受

16.（F18.1）您的钱能够满足您的需求吗？

　　□根本不能　□很少能　□能（一般）　□多数能　□完全能

17.（F51.1）您感觉在多大程度上能被熟人所接受或认可？

　　□完全不能　□很少能　□基本能　□多数能　□完全能

18.（F20.1）您日常生活中容易得到所需要的信息吗？

　　□完全不容易　□偶尔容易　□一般　□多数容易　□极容易

19.（F21.1）您进行休闲活动的机会有多少？

　　□根本没机会　□很少有机会　□有机会（一般）　□多数有机会

　　□完全有机会

20.（F9.1）您的身体活动能力怎样？

　　□非常差　□差　□既不好也不差　□好　□很好

下列问题是问您最近两周感觉您生活的不同侧面有多好或多满意

21.（F3.3）您对自己的睡眠满意吗？

　　□非常不满意　□不满意　□既非满意也非不满意　□满意　□非常满意

22（F10.3）您对自己处理日常事情的能力满意吗？

　　□非常不满意　□不满意　□既非满意也非不满意　□满意　□非常满意

23.（F12.4）您对自己工作的能力满意吗？
　　　□非常不满意　□不满意　□既非满意也非不满意　□满意　□非常满意

24.（F6.3）您对自己满意吗？
　　　□一点也不满意　□有一点满意　□既非满意也非不满意
　　　□比较满意　□极满意

25.（F13.3）您对自己的人际关系满意吗？
　　　□非常不满意　□不满意　□既非满意也非不满意　□满意　□非常满意

26.（F15.3）您对自己的性生活满意吗？
　　　□非常不满意　□不满意　□既非满意也非不满意　□满意　□非常满意

27.（F14.4）您对从朋友那得到的帮助满意吗？
　　　□非常不满意　□不满意　□既非满意也非不满意　□满意　□非常满意

28.（F17.3）您对自己的居住环境满意吗？
　　　□非常不满意　□不满意　□既非满意也非不满意　□满意　□非常满意

29.（F19.3）您对得到卫生保健服务的方便程度满意吗？
　　　□非常不满意　□不满意　□既非满意也非不满意　□满意　□非常满意

30.（F23.3）您对自己的交通状况满意吗？
　　　□非常不满意　□不满意　□既非满意也非不满意　□满意　□非常满意

下列问题是问您经常感觉或经历特定事情

31.（F8.1）您经常有消极情绪吗？（如情绪低落，绝望、焦虑、压抑）
　　　□从来没有　□很少有　□时有时无　□经常有　□总是有

有其他人帮助您填写本表吗？　　□有　□没有

　　　　　　　　　　　　签名　　填写日期：　　年　　月　　日

艾滋病感冒中医诊疗方案

艾滋病感冒是艾滋病常见病症之一,其病机特点为本虚标实,常兼夹其他病邪,病程迁延,易反复发作。

一、诊断

(一)疾病诊断

1. 中医诊断标准:参照中华人民共和国中医药行业标准《中医病症诊断疗效标准》ZY/T001.1-94。(1)鼻塞,流涕,喷嚏,咽痒或痛,咳嗽,恶寒发热,头痛,肢体酸楚。(2)四时皆有,以冬春季节为多见,反复迁延不愈。(3)血白细胞总数正常或偏低,中性粒细胞减少,淋巴细胞相对增多。

2. 西医诊断标准:艾滋病诊断标准参照《艾滋病和艾滋病病毒感染诊断标准》(WS293-2008)、《艾滋病诊疗指南(2011版)》,有流行病学史,结合抗HIV阳性,经Western Blot确证试验证实;或仅实验室检查抗HIV阳性即可诊断。感冒诊断标准参照人民卫生出版社《实用内科学》(陈灏珠,2009年)急性上呼吸道感染的诊断标准:(1)主要症状:主要表现为鼻部症状,如喷嚏、鼻塞、流清水样鼻涕,也可表现为咳嗽、咽干、咽痒或烧灼感甚至鼻后滴漏感。可伴咽痛、头痛、流泪、味觉迟钝、呼吸不畅、声嘶等。严重者有发热、轻度畏寒和头痛等。体检可见鼻腔黏膜充血、水肿、有分泌物,咽部可为轻度充血。一般经5~7天痊愈,伴并发症者可致病程迁延。(2)辅助检查:血常规、尿常规、大便常规、胸片等。

(二)证候诊断

1. 气虚风寒证:头晕乏力、言语音低、鼻塞流清涕、喷嚏、发热、无汗、恶寒、头痛身疼、咳嗽或喘，舌苔薄白、脉浮紧或浮虚。

2. 气虚风热证：发热、乏力、气短、鼻塞流黄涕、咽痛咽红、头胀痛、咳嗽、恶风，舌边尖红、脉浮数或浮虚。

二、治疗

（一）辨证选择口服中药汤剂或中成药

1. 气虚风寒证

治法：益气固卫、祛风解表。

推荐方药：人参败毒散加减。

柴胡、川芎、前胡、甘草、太子参、桔梗、羌活、独活、茯苓、枳壳、藁本。

项背疼痛者，加葛根；纳呆者，加焦三仙；夹湿者，证见胸闷泛恶、热势不扬、纳差、舌苔腻、脉濡数，加滑石、茵陈、藿香；兼血虚者，证见面色苍白、头晕、目眩、形体消瘦、舌质淡、脉虚弱或细弱，加当归、熟地黄、大枣。

推荐中成药：玉屏风颗粒、黄芪注射液、参麦注射液等。

2. 气虚风热证

治法：益气扶正、辛凉解表。

推荐方药：银翘散加减。

连翘、金银花、太子参、桔梗、柴胡、川芎、白术、薄荷、淡竹叶、荆芥、淡豆豉、牛蒡子、生甘草。

咳吐黄痰者，加浙贝母、鲜竹沥；咽痛者，加射干、马勃；夹湿者，证见胸闷泛恶、热势不扬、纳差、舌苔腻、脉濡数，加滑石、茵陈、藿香；兼阴虚者，证见午后潮热、手足心热、舌红少苔、脉细数，加用沙参、麦冬、生地；兼血虚者，证见头晕、目眩、形体消瘦、舌质淡、脉细，加当归、熟地黄、白芍。

推荐中成药：疏风解毒胶囊、连花清瘟胶囊、柴胡注射液、双黄连粉针等。

（二）非药物疗法

1. 拔罐疗法

患者取俯卧位，充分暴露背部皮肤，在背部沿脊柱两侧均匀涂抹凡士林，用闪火法拔火罐，沿膀胱经络走行自上而下，再自下而上反复推拉火罐5～6次，使两侧皮肤呈紫红色或潮红色为止，然后将火罐停留于大椎穴上，留罐15分钟起罐。

2. 推拿治疗

治则：疏通经络，解表宣肺，风寒者疏风散寒，风热者疏风清热。以手太阴、手少阳、手阳明经穴及足太阳膀胱经穴位为主。

取穴：肺俞、风门、大杼、大椎、合谷、曲池、鱼际、外关、肩井。

手法：按揉法、一指禅推法、滚法、擦法。

操作：用指按揉法印堂、太阳、攒竹、迎香等穴操作，分推前额及目眶上下，拿风池，拿五经，酸胀为度；患者俯卧，用滚法滚膀胱经侧线，重点施按揉法在肺俞、风门、大杼上操作，以能忍受为度。最后在膀胱经两侧线及腰骶部施擦法，局部透热为度。一指禅推合谷、外关等穴，拿肩井。风热感冒者，延长按揉合谷、曲池、鱼际等穴；风寒感冒者，延长按揉风池、风府等穴。

（三）护理调摄

1. 预防

（1）宣传教育：戒烟酒，作息规律，多到户外呼吸新鲜空气，适当参加体育锻炼；

（2）服用中医药防治艾滋病试点项目中药辨证方；

（3）艾滋病合并感冒患者多以气虚为共同点，平素可服玉屏风颗粒等具有益气固表作用的中成药,以提高免疫力。

2. 调护

(1)适当休息:感冒轻者,一般不需要卧床休息,但应尽量避免过度劳累;

(2)环境适宜:室内环境要保持空气清新,阳光充足,经常开窗通风换气,室内要保持一定的温度和湿度,应定时开窗通气;

(3)通畅二便:感冒患者,二便调畅,可使邪不内闭,不致入里传变。风寒感冒者,宜多喝温开水或热稀粥;风热感冒或素蕴内热者,宜喝凉开水,频饮之,或饮蜜糖水,使二便通调;

(4)调节饮食:感冒患者饮食宜清淡,多饮水,多食蔬菜瓜果,日常主食应以蒸、煮为主,质地应稀软,食勿过饱。切忌肥甘厚味及荤腥油腻煎炸之品,更忌食生冷不洁之物。

三、疗效评定

(一)评价标准

参照《中药新药临床研究指导原则(试行)》(中国医药科技出版社,2002)制定,采用尼莫地平症状积分法,根据治疗前后的主要症状积分计算疗效指数。

临床痊愈:治疗7天以内,体温恢复正常,上呼吸道感染症状体征消失,症状积分减少≥95%;

显效:治疗7天以内体温正常,上呼吸道感染症状体征大部分消失,症状积分减少≥70%(<95%);

有效:治疗7天以内,体温较以前降低,主要上呼吸道感染症状体征部分消失,症状积分减少≥30%(<70%);

无效:治疗7天以内,体温未降低或反而升高,主要上呼吸道感染症状体征无改善甚或加重,症状积分减少＜30%。

(二)评价方法

7天为一个疗程,并做疗效评定;以治疗结束后3个月、6个月、1年为随访期,分次记录统计患者前3个月、6个月、1年感冒发病次数,设1年为一个观察周期,1年后首次感冒作为下一个观察周期伊始,以此类推,每个周期感冒次数比较亦作为评定指标。

附表 症状分级评分表

症状	0分	2分	4分	6分
发热	无	体温在37.1℃~37.5℃	体温在37.6℃~38℃	体温在38℃以上
恶寒	无	微恶风	恶寒,加衣被不减	寒战
肢体酸痛	无	轻微肢体酸痛	肢体酸痛	肢体酸痛,屈伸不利
鼻塞	无	轻微鼻塞,不影响呼吸	鼻塞,呼吸欠畅	鼻塞明显,时用口呼吸
流涕	无	偶有流涕	流涕	流涕量多
咽痛	无	咽干、微痛	咽痛	咽喉痛甚
咳嗽	无	偶有短暂咳嗽	咳嗽频繁,轻度影响日常生活或夜间睡眠	咳嗽频繁,严重影响日常生活或夜间睡眠

(**牵头起草单位**:湖北省中医院)

艾滋病咳嗽中医诊疗方案

咳嗽是 HIV/AIDS 患者常见的并发症，37% 的 HIV/AIDS 患者会经常出现咳嗽，或干咳，或有痰难咯出，重者呼吸困难、口唇青紫，以气阴两虚、气血亏虚、脾肾亏虚、气虚外感等为多见。

一、诊断

（一）疾病诊断

1. 中医诊断标准：参照《中医内科学》（第 2 版，张伯礼主编，人民卫生出版社，2012 年），咳逆有声，咯痰，或伴喉痒。外感咳嗽多起病急、病程短，常伴恶寒发热等表证；内伤咳嗽多为久病，常反复发作，病程较长，常伴其他脏腑失调的症状。

2. 西医诊断标准：参照《艾滋病和艾滋病病毒感染诊断标准》（WS293-2008）、《艾滋病诊疗指南（2011 版）》，有流行病学史，结合抗 HIV 阳性，经 Western Blot 确证试验证实，或仅实验室检查抗 HIV 阳性即可诊断。

（二）证候诊断

1. 气阴两虚证：干咳无痰，或痰少而黏、不易咯出，或痰中带血，声音嘶哑，口干咽燥，乏力，形体消瘦，五心烦热，颧红；或面色白，气短心悸，头晕，咳嗽无力，咳痰困难或挟血丝；舌质干红，少苔，脉细数。

2. 气血亏虚证：咳嗽无力，气短而喘，动则尤甚，咯痰清稀，声低懒言，神疲乏力，易感冒，自汗畏风，心悸怔忡，头晕多梦，面色萎黄或淡白，舌淡，苔薄白，脉细弱。

3. 脾肾亏虚证：咳嗽，咳痰黏稠，腰膝冷痛，畏寒肢冷，久泻久痢；或五更泄泻，完谷不化，便质清冷，或全身水肿，小便不利，面色㿠白；舌淡胖，苔白滑，脉沉迟无力。

4. 气虚外感证：咳嗽，咳痰，恶寒发热，自汗，头痛鼻塞，语声低怯，气短倦息，脉浮无力；寒咳者痰白清稀，舌苔薄白；热咳者痰黄黏稠，舌苔薄黄。

二、治疗

（一）辨证选择口服中药汤剂或中成药

1. 气阴两虚证

治法：补肺益气，滋阴润肺。

推荐方药：百合固金汤。

百合、熟地、生地、麦冬、白芍、当归、贝母、玄参、桔梗、甘草。

推荐中成药：养阴清肺糖浆，清金止嗽化痰丸等。

2. 气血亏虚证

治法：益气养血，宣肺止咳。

推荐方药：八珍汤合止嗽散。

熟地、当归、川芎、白芍、人参、白术、茯苓、桔梗、荆芥、紫菀、百部、白前、陈皮、甘草。

推荐中成药：八珍丸合宣肺止嗽合剂等。

3. 脾肾亏虚证

治法：温补脾肾，化痰止咳。

推荐方药：附子理中汤合二陈汤加减。

制附子（先煎）、人参、白术、炮姜、炙甘草、茯苓、桂枝、半夏、橘红、甘草、前胡、厚朴。

推荐中成药：二陈丸合蛤蚧定喘丸，苏子降气丸等。

4. 气虚外感证

治法：益气解表，化痰止咳。

推荐方药：宣肺散寒止咳用玉屏风散合紫苏散。

黄芪、防风、白术（炒）、紫苏、麻黄、杏仁、桑白皮。

清热宣肺止咳用麻杏石甘汤。

麻黄、杏仁、甘草、石膏。

推荐中成药：参苏丸。寒咳者予清宣理肺丸合玉屏风颗粒，热咳者予鱼芩解毒丸合玉屏风颗粒。

（二）其他治疗

1. 艾灸治疗：辨证属风寒者，可艾灸治疗。

取穴：大椎、肩井、天宗及膀胱经第一侧线风门穴至肝俞穴处。

方法：将艾炷放置于皮肤上后，从上端点燃，当燃剩2/5左右，患者感到烫时，用镊子将艾炷挟去，换炷再灸，灸3～5壮，以局部皮肤充血、红晕为度。

2. 拔罐治疗：辨证属风寒者，可拔火罐治疗。

取穴：大椎、肩井、天宗及膀胱经第一侧线风门穴至肝俞穴处。

方法：每次留罐10分钟，观察避免起水泡。

3. 穴位贴敷：

选穴：肺俞、定喘、风门、膻中。

用药：白芥子、甘遂、细辛、丁香、苍术、川芎，等量研为细末，调成糊状，贴在穴位上，胶布固定，每3日更换1次，5次为1疗程。

（三）护理调摄

1. 生活起居：注意保暖，避免感受外邪，积极预防感冒，尤其在秋冬季节。

2. 饮食调理：均衡饮食。忌食肥甘厚味及辛辣之品，禁烟酒。

3. 情志调摄：指导患者及家属建立战胜疾病的信心，配合治疗。

三、疗效评价

(一)评价标准

以咳嗽症状计分为疗效评价标准。

临床痊愈:咳嗽症状完全消失(治疗后降至0分);

显效:咳嗽症状明显减轻(治疗后较治疗前减少6~9分);

有效:咳嗽症状减轻(治疗后较治疗前减少2~5分);

无效:咳嗽症状无改善或加重。

(二)评价方法

咳嗽症状计分:由患者每天根据自己前24小时的咳嗽症状,对照计分表进行判断及记录;总分值=日间计分+夜间计分。

附表 症状分级评分表

计分	日间咳嗽症状	夜间咳嗽症状
0	无咳嗽	无咳嗽
1	1~2次短暂咳嗽	仅在清晨或将要入睡时咳嗽
2	2次以上短暂咳嗽	因咳嗽导致惊醒1次或早醒
3	频繁咳嗽,但不影响日常活动	因咳嗽导致夜间频繁惊醒
4	频繁咳嗽,影响日常活动	夜间大部分时间咳嗽
5	严重咳嗽,不能进行日常活动	严重咳嗽不能入睡

(**牵头起草单位**:新疆维吾尔自治区中医医院)

艾滋病呕吐中医诊疗方案

艾滋病呕吐是指艾滋病病毒感染者和艾滋病患者在疾病过程中或服用抗病毒药物后，脾胃损伤，肝脾失调，脾失健运、胃失和降导致胃气上逆而出现的恶心、纳呆、干呕、呃逆，甚至呕吐等症状的病症。

一、诊断

（一）疾病诊断

1. 中医诊断标准：参考《中医内科学》（周仲瑛主编，中国中医药出版社，2003年）、中华中医药学会发布《中医内科常见病诊疗指南》（ZYYXH/T25—2008），艾滋病相关呕吐病中医辨证为以下三型。

2. 西医诊断标准：参照《艾滋病诊疗指南》（中华医学会感染病学分会艾滋病学组2011）、《内科学》（第13版，人民卫生出版社，2012年）。艾滋病相关呕吐的诊断需要同时满足HIV抗体阳性（经确认试验证实）诊断标准和呕吐诊断标准。查HIV抗体阳性且有服用抗病毒药物损伤等因素，出现恶心、干呕、呃逆，甚至呕吐等症状。

（二）证候诊断

1. 胆胃不和证（痰热内扰证）：嗳气频繁，口苦恶心，呕吐吞酸，心下痞满或微痛，不思饮食，大便或溏或结，心悸失眠，舌质红，苔薄黄腻，脉弦滑。

2. 寒热错杂证：恶心嗳气、干呕或呕吐，胃脘痞满或胃痛，口干，疲倦纳呆，腹胀怕凉，肠鸣下利，舌质淡红，苔薄白或黄腻，脉弦细或弦数。

3. 脾肾虚弱证：恶心、干呕，呕吐，呕吐量不多，脘腹不舒，饥而不欲食，面色少华，食欲不振，倦怠乏力，大便溏泻，形寒肢冷，腰膝酸软，舌质淡或淡红，苔薄白或白腻，脉细。

二、治疗

（一）辨证选择口服中药汤剂或中成药

1. 胆胃不和证（痰热内扰证）

治法：清胆和胃，化痰止呕。

推荐方药：温胆汤加减。本方适用于服用抗病毒药物所致的上述症状。

法半夏、陈皮、竹茹、枳实、生姜、甘草、茯苓、黄连。

推荐中成药：舒肝快胃丸、胆宁片等。

2. 寒热错杂证

治法：平调寒热，和胃降逆。

推荐方药：半夏泻心汤加减，本方适用于服用抗病毒药物所致的上述症状。

姜半夏、黄芩、黄连、干姜、党参、陈皮、茯苓、紫苏、白术、大枣、炙甘草。

推荐中成药：小柴胡颗粒、参柴颗粒、胃苏颗粒等。

3. 脾肾虚弱证

治法：健脾益肾，和胃止呕。

推荐方药：参苓白术散和四神丸加减。

人参（党参）、莲子肉、炒白术、茯苓、砂仁、扁豆、山药、薏苡仁、干姜、补骨脂、淫羊藿、山萸肉、炙甘草。

推荐中成药：参苓白术胶囊、四神丸、健脾益肾颗粒等。

（二）特色治疗

1. 艾灸疗法

取穴：双侧足三里

方法：将艾条点燃，距离皮肤约 2～3cm，以患者感觉皮肤有温热感而无灼痛感为度。悬灸时，患者取坐位为宜，卧位者勿使灰屑落于皮肤上而致烫伤。左右两穴，交替施，每次约 20 分钟。

2. 推拿疗法（单穴指压）

部位：颈部、肩部、背部。

手法：点、按、揉、滚等。

操作：患者取坐或俯卧位，循经点、压、揉按，内关、足三里、尺泽、委中、液门、肩井、天突、气舍、风池、肺俞、膈俞、肝俞、脾俞、胃俞、大肠俞等穴。

3. 中药热奄包烫熨治疗

处方：白芷、香附、红花、细辛、肉桂、川椒、藿香、陈皮等。

方法：患者取仰卧位，暴露上腹部皮肤，用食用醋湿润中药热奄包，放在患者上腹部，用红外线灯照射中药热奄包，每次照射 30 分钟，每 5 分钟翻一次中药热奄包，以保证加热面接触患者上腹部，热奄包温度以患者能耐受为宜，至皮肤潮红，患者上腹部有强烈温热感为佳，每日一次。

（三）护理调摄

1. 起居有常，生活有节，避免风寒暑湿秽浊之邪的侵入。

2. 保持心情舒畅，避免精神刺激。

3. 饮食调理：脾胃素虚者，饮食不宜过多，且勿食生冷瓜果，禁服寒凉药物，胃热者忌食肥甘厚腻、辛辣香燥、醇酒等，戒烟。

4. 呕吐不止者，卧床休息，密切观察病情变化。服药时尽量选择刺激性气味小的，否则随服随吐，更伤胃气。服药方法以少量频服为佳，根据患者的情况，以温饮为宜，并可加入少量生姜或姜汁，以免格拒难下。

三、疗效评价

（一）评价标准

1. 症状评价：

临床控制：疗程结束时，无恶心，无呕吐，症状消失。

显效：疗程结束时，轻度恶心，不影响进食，每日呕吐1～2次。症状分级减少2级。

有效：疗程结束时，中度恶心，影响进食，每日呕吐3～4次。症状分级减少1级。

无效：疗程结束时，症状无改善。

2. 证候评价

临床痊愈：症状、体征消失或基本证候积分减少≥95%；

显效：症状、体征明显改善，证候积分减少≥70%；

有效：症状、体征均有好转，证候积分减少≥30%；

无效：症状、体征均无明显改善，甚或加重，证候积分减少不足30%。

计算公式（尼莫地平法）为：[（治疗前积分－治疗后积分）÷治疗前积分]×100%。

（二）评价方法

艾滋病呕吐的治疗一般为（2±1）周为1疗程，通常观察1～2个疗程。

附表　症状分级评分表

症状	轻（1分）	中（2分）	重（3分）
恶心	轻度恶心，但不影响日常生活及进食	影响日常生活及进食	频繁严重恶心，需卧床休息
呕吐	呕吐1～2次/天	呕吐3～5次/天	呕吐超过5次/天

（**牵头起草单位**：河北省中医院）

艾滋病泄泻（腹泻）中医诊疗方案

艾滋病泄泻（腹泻）在艾滋病中晚期常见，以慢性腹泻为主，表现为腹泻或便溏、脘闷食少、泄下清稀，甚则如水或间歇发作，迁延不愈；如暴泻可加重病情导致死亡。其病机为脾虚湿盛，肠腑运化传导失司，清浊混杂而下；或毒邪久羁，耗伤肾精，命门火衰，脾失温煦，运化失常，湿浊内生而泄泻。病位在肠，并与肝脾肾密切相关。

一、诊断

（一）疾病诊断

1. 中医诊断标准：参照"中华人民共和国中医药行业标准：中医病证诊断疗效标准"《中医内科学》（张伯礼主编，人民卫生出版社，2012 年）。诊断要点：泄泻以大便粪质清稀、次数增多为主要依据，可伴有腹胀腹痛等症。大便次数增多，粪质稀溏，甚则如水样；或泻下完谷不化。大便溏薄而势缓者为泄，大便清稀如水而势急者为泻。

2. 西医诊断标准：艾滋病诊断标准参照《艾滋病和艾滋病病毒感染诊断标准》（WS293-2008）、《艾滋病诊疗指南（2011 版）》，有流行病学史，结合抗 HIV 阳性，经 Western Blot 确证试验证实，或仅实验室检查抗 HIV 阳性即可诊断。疾病分类：腹泻小于 4 周者为急性腹泻，反复发作、时轻时重，持续 4 周以上者为慢性腹泻。

（二）证候诊断

1. 暴泻

（1）寒湿内盛证：主症见泻下清稀，甚则如水样；次症见腹痛肠鸣，脘闷食少；舌苔白或白腻，脉濡缓。兼症见恶寒发热，头重，肢体困痛，苔薄白，脉浮。

（2）湿热伤中证：主症见泄泻腹痛，泻而不爽，粪色黄褐，气味臭秽，泻下急迫；次症见肛门灼热，烦热口渴，小便短黄；舌质红，苔黄腻，脉濡数或滑数。

2. 久泻

（1）肝郁脾虚证：主症见每因情志怫郁即腹痛肠鸣泄泻，泻后痛减，胸胁脘腹满闷，喜出长气；次症见心烦易怒，嗳气纳呆；舌或边红，苔薄白，脉弦。

（2）脾胃虚弱证：主症见腹痛隐隐，脘闷不舒，胃纳呆滞，餐后易泻，夹有不消化食物，大便时溏时泻；次症见神疲乏力，面色萎黄，肢体倦怠；舌淡胖苔白，脉沉缓。

（3）脾肾阳虚证：主症见多在黎明前后，腹痛、肠鸣继而泄泻，泻后则安；次症见腰膝酸痛、腹部冷痛，得温痛减，形寒肢冷，溺清，不思饮食；舌淡胖而嫩，苔白滑，脉沉细无力。

二、治疗

（一）辨证选择口服中药汤剂或中成药

1. 暴泄

（1）寒湿内盛证

治法：散寒化湿。

推荐方药：胃苓汤加减。

桂枝、茯苓、苍术、白术、猪苓、泽泻、陈皮、甘草、厚朴。

兼风寒表证用藿香正气散加减。

藿香、苍术、茯苓、半夏、陈皮、木香、厚朴、大腹皮、紫苏、白芷、桔梗。

推荐中成药：胃苓散、藿香正气软胶囊等。

（2）湿热伤中证

治法：清热利湿。

推荐方药：葛根黄芩黄连汤加减。

葛根、黄芩、黄连、木香、车前草、苦参、甘草。

推荐中成药：葛根芩连片、香连片等。

2. 久泻

（1）肝郁脾虚证

治法：疏肝健脾。

推荐方药：痛泻要方加减。

陈皮、防风、白术、白芍、柴胡、党参、山药。

推荐中成药：痛泻宁颗粒、固肠止泻丸等。

（2）脾胃虚弱证

治法：健脾益气。

推荐方药：参苓白术散加减。

党参、白术、茯苓、桔梗、山药、砂仁（白豆蔻）、薏苡仁、扁豆、莲肉。

推荐中成药：参苓白术散、参苓健脾颗粒、人参健脾丸等。

（3）脾肾阳虚证

治法：温补脾肾。

推荐方药：附子理中汤合四神丸加减。

附片、干姜、党参、白术、山药、补骨脂、益智仁、肉豆蔻、吴茱萸、五味子、甘草。

推荐中成药：附子理中丸、四补丸、固本益肠片等。

（二）艾灸治疗

暴泄：寒湿内盛证，足三里、天枢（双）、内关、中脘；湿热伤中证：内关、上脘、合谷、曲池。

久泻：主穴：关元、神阙、天枢（双）、足三里（双）；配穴：肝郁脾虚证：配肝俞，脾胃虚弱证：配脾俞、胃俞、中脘；脾肾阳虚：配肾俞、命门。

温和灸，每日1次。

（三）保留灌肠

患者可进行中药灌肠治疗，推荐方药：黄连、黄芩、白芷、菖蒲、白及、锡类散、云南白药等。

（四）护理调摄

1. 心理干预

告知患者通过检查排除器质性病变，腹泻为艾滋病引起的腹泻，说明其性质和预后，调整患者的情绪，使其正确认知自己的病情，树立战胜疾病的信心。建立合理规律的生活方式，以改善临床症状和生活质量。

2. 饮食调摄

对患者饮食种类进行认真评估，建议尽量避免进食产生胃肠不适的食物。在治疗期间，应避免烟酒、辛辣肥甘食物的摄入，忌咖啡、浓茶、生冷食物等。科学饮水，早餐前饮温水50mL，半小时后进餐，全天少量多次饮水，总量1500mL。

3. 提肛

提肛运动坐、卧和站立时均可进行。方法如下：思想集中，收腹，慢慢呼气，同时用意念有意识地向上收提肛门，当肺中的空气尽量呼出后，屏住呼吸并保持收提肛门2~3秒钟，然后全身放松，让空气自然进入肺中，静息2~3秒，再重复上述动作；同样尽量吸气时收提肛门，然后全身放松，让肺中的空气自然呼出。每日1~2次，每次30下或5分钟，此锻炼方法应长期坚持。

三、疗效评价

（一）评价标准

参照"中华人民共和国中医药行业标准：中医病证诊断疗效标准"进行评定。按"无""轻""中""重"，计分方法分别计为0、1、2、3分。

腹泻的频率评分：无症状为0分；轻度：≤3次/天为1分；中度：3～5次/天为2分；重度：6次以上/天为3分。

临床痊愈：为治疗一疗程后无腹泻症状，大便成形、次数恢复正常，伴随症状消失以及临床检验正常，体重增加。

好转：治疗一疗程后大便次数较疗前明显减少，症状分级减少1～2级，临床症状改善以及检验指标恢复正常，体重稳定或增加。

未愈：治疗一疗程后症状无改变、甚至恶化，体重减少。

（二）评价方法

于首次就诊、治疗第1周、第2周、第3周、第4周、第8周等时点进行评价。

（牵头起草单位：云南省中医中药研究院）

艾滋病血浊（高脂血症）中医诊疗方案

艾滋病血浊（高脂血症）是指HIV/AIDS患者采用高效抗反转录病毒治疗（HAART）后出现的高脂血脂，包括高胆固醇（TC）血症、高甘油三酯（TG）血症、混合型高脂血症。在HAART治疗4周后，即有患者出现血脂升高。开始治疗的年龄、基础胆固醇水平、开始治疗时使用司他夫定和蛋白酶抑制剂与高脂血症密切相关。

一、诊断

（一）疾病诊断

1. 中医诊断标准：参照《血脂异常中医诊疗标准》（中华中医药学会心病分会，2008年）。

2. 西医诊断标准：艾滋病诊断标准参照《艾滋病和艾滋病病毒感染诊断标准》（WS293-2008）、《艾滋病诊疗指南（2011版）》，有流行病学史，结合抗HIV阳性，经蛋白质印迹法（Western Blot）确证试验证实，或仅实验室检查抗HIV阳性即可诊断。高脂血症诊断标准参照中国成人血脂异常防治指南制订联合委员会2007年制定的《中国成人血脂异常防治指南》血脂异常简易临床分型：高胆固醇（TC）血症：血清总胆固醇增高＞5.72 mmol/L（正常值上限），甘油三酯正常；高甘油三酯（TG）血症：血清甘油三酯增高＞1.70 mmol/L（正常值上限），总胆固醇正常；混合型高脂血症：血清总胆固醇和甘油三酯含量均增高，即总胆固醇＞5.72 mmol/L，甘油三酯＞1.70 mmol/L；低高密度脂蛋白血症：血清高密度脂蛋白—胆固醇（HDL—胆固醇）降低＜1.2 mmol/L（正常值下限）。

（二）证候诊断

1. 痰浊阻遏证：形体肥胖，头重如裹，胸闷，呕恶痰涎，肢麻沉重，心悸，失眠，口淡，食少；舌胖，苔滑腻，脉弦滑。

2. 肝郁脾虚证：胸胁胀满或窜痛，时欲太息，情志抑郁或急躁易怒，食欲不振，乏力，头晕，纳呆，恶心，腹胀便溏，或发作性腹痛腹泻；舌体胖大有齿痕，苔白或腻，脉弦细或濡缓。

3. 肝肾阴虚证：眩晕耳鸣，腰酸膝软，五心烦热，口干，健忘，失眠；舌质红，少苔，脉细数。

4. 脾肾阳虚证：畏寒肢冷，眩晕，倦怠乏力，便溏，食少，脘腹作胀，面肢浮肿；舌淡质嫩，苔白，脉沉细。

二、治疗

（一）辨证选择口服中药汤剂或中成药

1. 痰浊阻遏证

治法：燥湿祛痰。

推荐方药：二陈汤加减。

陈皮、半夏、茯苓、薏苡仁、苍术、白术、厚朴。

推荐中成药：血脂康胶囊、脂必泰胶囊等。

2. 肝郁脾虚证

治法：疏肝健脾。

推荐方药：逍遥散加减。

柴胡、郁金、当归、党参、白术、丹参、茯苓、山楂、甘草、赤芍。

推荐中成药：逍遥丸、加味逍遥丸等。

3. 肝肾阴虚证

治法：滋补肝肾。

推荐方药：杞菊地黄丸加减。

生地黄、山药、茯苓、山茱萸、牡丹皮、泽泻、枸杞、菊花。

推荐中成药：杞菊地黄丸、壳脂胶囊等。

4. 脾肾阳虚证

治法：温补脾肾。

推荐方药：

（1）附子理中汤加减。制附子（先煎）、人参（另煎兑服）、白术、炮姜、炙甘草、茯苓、桂枝。

（2）自拟方1：淫羊藿、肉苁蓉、小茴香、菟丝子、女贞子、枸杞子、石菖蒲、泽泻、焦山楂。

（3）自拟方2：鹿角胶、淫羊藿、生黄芪、生薏苡仁、生山楂、丹参、泽泻。

推荐中成药：附子理中丸、金匮肾气丸等。

（二）其他疗法

1. 耳穴

取穴：饥点、口、脾、内分泌、肾、直肠下等穴，或取敏感点。

方法：用王不留行籽或白芥子取穴。2天换药1次，换药3次休息2天，为1周期。7个周期为1疗程。

2. 艾灸

取穴：丰隆、足三里、巨阙；天枢、脾俞、肝俞、神阙。

方法：将点燃的艾条悬于所需施灸的穴位上，距离皮肤约3cm，灸至皮肤温热发红，有温热感为宜。一般每穴灸10分钟左右即可，或用艾灸仪。

3. 推拿

穴位推拿：内关、屋翳、渊腋、辄筋、肾俞、膏肓等，重点揉左侧穴位，每穴揉30次；肾虚者选择加揉三阴交、涌泉穴、中脘、天枢、气海，脾俞、胃俞、足三里等；痰浊者选择加揉天突、膻中等。

4. 气功

如五禽戏、太极拳等调和气血，调理脏腑降脂。

（三）护理调摄

1. 饮食疗法。饮食疗法是防治高脂血症重要的措施。原则是限制总热量和肥甘厚味。根据不同体质可以适量用一些药膳进行调理。

萝卜粥：一般人群均适用进行调养，取白萝卜适量加入大米煮粥服用。

薏苡仁粥：一般人群均适用进行调养，取薏苡仁50g加入粳米煮粥服用。

荷叶粳米粥：适用湿热患者，取荷叶15g加入粳米煮粥服用。

茯苓百合粥：适用脾肾不足患者，取茯苓15g，百合15g加入粳米煮粥服用。

三鲜饮：适用痰湿患者，取鲜山楂、鲜白萝卜、鲜橘皮适量，煎汁饮用。

山楂荷叶茶：适用痰湿肥胖患者，各取山楂、荷叶适量，泡茶饮用。

2. 调畅情志。保持精神愉快，避免急躁、惊恐、焦虑、高度紧张，戒烟酒。

3. 适当运动。适当运动以调节心理平衡，保持情绪稳定。

三、疗效评价

（一）评价标准

1. 血脂检测指标

显效，血脂指标达到其中任意一项者：血清总胆固醇（TC）较治疗前下降大于或等于20%，甘油三酯（TG）较治疗前下降大于或等于40%，降至正常。

有效，血脂指标达到其中任意一项者：血清总胆固醇（TC）较治疗前下降大于或等于10%，甘油三酯（TG）较治疗前下降大于或等于20%。

无效：血清总胆固醇（TC）、甘油三酯（TG）较入组时无改善或恶化。

2. 证候疗效评定标准

显效：症状、体征明显改善，证候积分减少≥70%。

有效：症状、体征均有好转，证候积分减少≥30%。

无效：症状、体征均无明显改善，甚或加重，证候积分减少不足30%。

注：计算公式（尼莫地平法）为：[（治疗前积分－治疗后积分）÷治疗前积分]×100%。

3. 症状疗效判定标准

显效：疗程结束时，症状分级减少2级；

有效：疗程结束时，症状分级减少1级；

无效：达不到上述标准者。

4. 体重指数BMI、腰髋比例（WHR）

有效：体重指数BMI、腰髋比例（WHR）、腰围较入组时下降。

无效：体重指数BMI、腰髋比例（WHR）、腰围较入组时无变化或增加。

（二）评价方法

在首次就诊、治疗后12周等时点从血脂生化指标、体重指数、腰髋比例、证候、症状疗效等进行评价。

附表　症状、体征分级评分表

症状体征	轻（1分）	中（2分）	重（3分）
形体肥胖	体重指数 25～29.9	体重指数 30～34.9	体重指数 ≥ 35
畏寒肢冷	微畏寒	畏寒肢冷明显	畏寒肢冷欲加衣被
倦怠乏力	活动后倦怠乏力	未活动亦感倦怠乏力	倦怠乏力显著
五心烦热	晚间手足心微热	心烦手足心灼热	烦热不欲就医
健忘	偶见忘事，尚可忆起	时见忘事，不易想起	转瞬即见遗忘不能忆起
心烦易怒	心烦偶躁	心烦急躁，遇事易怒	烦躁易怒，不能自止
面红	面微红赤	面赤明显	面赤如妆
耳鸣	耳鸣轻微	耳鸣重听，时作时止	耳鸣不止，听力减退
头痛	轻微头痛，时作时止	头痛可忍，持续不止	头痛难忍，上冲巅顶
眩晕	头晕眼花，时作时止	视物旋转，不能行走	眩晕欲仆，不能站立
头重如裹	微觉头沉	头重似蒙布	头重如戴帽而紧
胸胁窜痛	隐隐走窜疼痛	走窜疼痛时作时止	走窜疼痛明显
胸胁胀闷	胸胁隐隐胀闷	胸胁胀闷时作时止	胸胁胀闷明显
胸胁刺痛	胸胁隐隐作痛	胸胁刺痛时作时止	胸胁刺痛明显
心悸	偶见轻微心悸	心悸阵作	心悸怔忡
呕恶痰涎	恶心偶见痰涎清稀	干呕时吐痰如唾	呕吐痰涎量多
口苦	晨起口苦	口苦食不知味	口苦而涩
口干	口微干	口干少津	口干时饮水
口淡	口中轻微无味	口淡较重	口淡不欲饮食
食少	饮食稍微减少	饮食减少	饮食明显减少
脘腹作胀	脘腹轻微作胀	脘腹时胀时止	脘腹作胀明显
便秘	大便干，日一行	大便秘结，两日一行	大便艰难，数日一行
便溏	大便不成形	大便不成形，一日数行	大便稀薄
腰酸膝软	晨起腰酸，捶打可止，微觉膝软无力	持续腰酸，劳则加重，膝软不任重物	腰酸如折，休息不止，膝软不欲行走
肢麻沉重	肢麻轻微，上楼时觉下肢沉重	肢麻时轻时重，步履平地时下肢困重	肢麻显著，举步抬腿时下肢困重明显

（**牵头起草单位**：首都医科大学附属北京佑安医院）

艾滋病贫血中医诊疗方案

艾滋病贫血发生率在 HIV/AIDS 患者中为 37%，已经成为当前 HIV/AIDS 患者死亡的重要原因之一，其原因包括：HIV 病毒感染骨髓微环境基质细胞，可导致大量的粒细胞集落刺激因子和白细胞介素Ⅲ减少，进而引起红细胞生成能力降低，消化道吸收障碍影响叶酸、维生素 B12 的吸收，各种治疗药物导致造血功能障碍，各种严重机会性感染或肿瘤等。

一、诊断

（一）疾病诊断

1. 中医诊断标准：参照《实用中医血液病学》(黄振翘等主编，上海科学技术出版社，2005年)。主要症状：倦怠乏力，眩晕耳鸣，面色萎黄或㿠白，脉细；次要症状：心悸气促，少寐多梦，四肢麻木。

2. 西医诊断标准：参照《艾滋病诊疗指南》(中华医学会感染病学分会艾滋病学组，2011年)，符合艾滋病合并贫血的诊断。

（1）确诊为HIV阳性者。（2）成年男性Hb＜120g/L，成年女性（非妊娠）Hb＜110g/L，孕妇Hb＜100g/L。

（二）证候诊断

1. 脾虚血亏证：乏力气短，头晕目眩，面色萎黄，自汗消瘦，舌淡苔少，脉濡细。

2. 肝肾阴虚证：头晕目眩，目干耳鸣，失眠多梦，肢体麻木，右胁隐痛，舌红少苔，脉细数。

3. 脾肾阳虚证：面色苍白，畏寒喜卧，乏力眩晕，食少纳呆，腰膝酸软，舌淡胖边有齿痕，苔薄，脉沉细无力。

二、治疗

（一）辨证选择口服中药汤剂或中成药

1. 脾虚血亏证

治法：益气养血。

推荐方药：八珍汤加减。

党参、茯苓、熟地、当归、川芎、白芍、白术、甘草。

推荐中成药：复方阿胶浆、八珍丸等。

2. 肝肾阴虚证

治法：滋补肝肾。

推荐方药：左归饮加减。

熟地、山药、枸杞子、炙甘草、茯苓、山茱萸。

推荐中成药：归芍地黄丸、左归丸等。

3. 脾肾阳虚证

治法：温补脾肾。

推荐方药：桂附理中丸加减。

黄芪、熟地、怀山、当归、附子、肉桂、鹿角胶、菟丝子。

推荐中成药：济生肾气丸、右归丸等。

（二）食疗

可结合辨证选用药食两用的药材，如枸杞子、熟地、当归、党参、大枣等。

1. 红枣木耳汤：红枣 15 枚，黑木耳 15g，冰糖适量。将红枣、黑木耳以温水泡发，放入碗中，并加水和冰糖适量，将碗置于蒸锅中蒸 1 小时。吃红枣、黑木耳，喝汤，每日 2 次。

2. 龙眼花生汤：龙眼肉 15g，生花生（连红衣）25g，加水至 400mL，煎煮，吃花生，喝汤。

（三）护理调摄

1. 生活起居：注意性生活安全，防止交叉感染，除病重需卧床休息者外，轻者可适当活动，以促进食欲及体力恢复。

2. 饮食调护：以清淡，富于营养为宜，忌肥腻、油煎之品。

3. 情志调摄：消除恐惧，保持乐观情绪，增强治愈疾病的信心。

4. 健康教育：广泛宣传艾滋病的相关知识，定期复查，坚持治疗，按医嘱服药，提高患者依从性。

三、疗效评价

（一）评价标准

临床痊愈：中医临床症状体征消失，血红蛋白恢复正常，白细胞 $\geq 4 \times 10^3/L$，血小板 $\geq 120 \times 10^3/L$。

显效：中医临床症状明显好转或积分下降 $\geq 2/3$，Hb 升高 30g/L 以上。

有效：中医临床症状明显好转或积分下降 $\geq 1/3$，Hb 升高 20g/L 以上。

无效：中医临床症状积分、Hb 升高程度未达到有效水平。

（二）评价方法

根据附表中中医临床症状评分标准内容及血常规，在治疗前与治疗后第 2 周、第 4 周、第 8 周及第 12 周进行评价，根据轻重程度判断为临床痊愈、显效、有效及无效，其中血红蛋白作为主要疗效指标。

附表 症状分级评分表

1. 主要症状积分方法（0、2、4、6积分法）

症状	0分	2分	4分	6分
乏力	无	精神不振，尚能从事体力活动	精神疲倦，四肢乏力，勉强从事日常活动	精神极度疲乏，周身无力，不能从事日常活动
心悸	无	偶尔	常有，稍动则甚	持续
头晕耳鸣	无	偶尔	常有，稍动则甚	持续
气短	无	活动后发作	常有，稍动则甚	静息时就有发作
失眠	无	偶感睡眠不实	经常失眠	持续
纳呆	无	食欲较差，食量减少1/3	食欲不佳，食量减少1/2	终日不想进食，食量减少2/3以上

2. 次要症状积分方法（0、1、2、3积分法）

	0分	1分	2分	3分
四肢麻木	无	偶尔	经常	持续
恶心	无	偶尔，不影响饮食	经常，自觉恶心，不愿进食	恶心厉害，难以进食
自汗	无	平素皮肤微潮，稍动更甚	平素皮肤潮湿，动则汗出	稍动则汗出，如水渍状
腹胀	无	偶尔，无其他原因	时有发生，无其他原因	经常发生，难以忍受

（**牵头起草单位**：广东省广州市第八人民医院）

艾滋病痹症（周围神经病变）中医诊疗方案

艾滋病痹症（周围神经病变）是指主要由导致线粒体损伤的 DDI 和 D4T 引起，通常出现在开始治疗 3 个月以后。对于基线 CD_4^+T 淋巴细胞较低的患者在抗病毒治疗最初几个月内出现的周围神经损害，要考虑由潜在的 HIV 相关性疾病所致，临床主要表现为肢体麻木、刺痛、疼痛等症状。

一、诊断

（一）疾病诊断

1. 中医诊断标准：参照《中医脑病学》（王永炎、张伯礼主编，人民卫生出版社，2007 年）中麻木，《国家免费艾滋病抗病毒药物治疗手册（第 3 版）》（人民卫生出版社出版，2012 年）中的诊断要点。（1）患者自觉四肢肌肤感觉异常如虫行，按之不止，或无痛无痒，按之不知，掐之不觉。（2）多发于四肢，更多见于手指、脚趾末端。（3）一般不伴有肌肉运动障碍，尚无明显肌肉萎缩，可伴有冷热、针刺、蚁行、潮湿、震动等感觉。（4）在麻木局部可有浅感觉障碍，其分布区域常与神经走向一致。（5）肌电图、CT、MRI 等辅助检查有助于明确诊断。

2. 西医诊断标准：艾滋病诊断标准参照《艾滋病和艾滋病病毒感染诊断标准》（WS293-2008）、《艾滋病诊疗指南（2011 版）》，予 HAART 疗法，或未予 HAART 疗法者；符合《国家免费艾滋病抗病毒药物治疗手册（第 3 版）》中的有关周围神经病变表现（见附表 1）。

（二）证候诊断

1. 气血亏虚，痰湿阻滞证：肢体麻，但皮肤感觉正常，或伴痿弱无力；

舌质正常或稍淡，脉沉滑。

2. 气血亏虚，血行瘀阻证：肢体局部木而不仁，皮肤搔之不知痛痒，或伴有麻或刺痛；舌暗或有瘀斑，苔薄白，脉涩。

二、治疗

（一）辨证选择口服中药汤剂或中成药

1. 气血亏虚，痰湿阻滞证

治法：益气养血，化痰通络。

推荐方药：黄芪桂枝五物汤加减。

黄芪、桂枝、白芍、当归、炒白芥子、乌梢蛇、法半夏、桃仁、当归、川芎、生地。

推荐中成药：血塞通片等。

2. 气血亏虚，血行瘀阻证

治法：益气养血，化瘀通络。

推荐方药：补阳还五汤加减。

黄芪、当归、川芎、赤芍、桃仁、红花、地龙、川牛膝。

推荐中成药：四妙丸等。

（二）特色治疗

1. 穴位注射

选穴：双侧足三里、手三里、三阴交等。每次选取2个腧穴，可选用丹参注射液等具有活血化瘀作用的注射液，将抽取的药液缓慢地注入所选腧穴中，每腧穴注入0.5mL，隔日一次，10次为一个疗程。

2. 穴位贴敷

将白芥子、透骨草研成细末，用凡士林调和制成糊状制剂，贴敷于四肢末端的穴位。

3. 中药离子导入

使用中药离子导入仪将豨莶草通络汤导入麻木局部穴位,如四肢末端的穴位等。豨莶草通络汤的药物组成:豨莶草、红花、没药、鸡血藤、五加皮、艾叶、苦忍冬藤、透骨草。

4. 熏洗浸泡疗法

用疏筋通络汤或豨莶草通络汤慢火水煎半个小时后,取液 500mL 熏洗浸泡患部,水温控制在 30℃～42℃(根据患者情况而定),每日 1～2 次,每次 20～40 分钟,疏经通络汤的药物组成:艾叶、豨莶草、路路通、红花、透骨草、伸筋草、冰片,豨莶草通络汤的药物组成同上。

(三)其他疗法

1. 物理疗法:根据病情选用中频治疗、磁疗、热疗等。

2. 康复疗法:根据病情需要进行肢体康复训练。

(四)护理调摄

1. 生活起居:起居有时,寒温有节。对患肢宜保暖,因常有肢体麻木、感觉迟钝,故应防止烫伤、冻伤。根据病情及体力状况,可选择适当的运动,如散步,太极拳等。

2. 饮食调理:戒烟,饮食宜清淡、富含维生素类等营养成分。

3. 情志调摄:避免情志刺激,保持心情舒畅。

三、疗效评价

(一)评价标准

参照《中药新药临床研究指导原则》(中国医药科技出版社,2002 年)和《国家免费艾滋病抗病毒药物治疗手册(第 3 版)》拟定。

1. 神经损伤评分标准

临床痊愈:临床神经损伤症状、体征及电生理检查等指标完全消失者;

显效：临床神经损伤分级减轻二级或以上者；

有效：临床神经损伤分级减轻一级者；

无效：临床神经损伤分级减轻未达到一级或加重者。

2. 临床症状、体征疗效评价标准：

临床痊愈：临床症状、体征完全消失者；

显效：临床症状、体征减轻二级或以上者；

有效：临床症状、体征减轻一级者；

无效：临床神经损伤分级减轻未达到一级或加重者。

3. 证候疗效判定标准

临床痊愈：症状、体征消失或基本消失证候积分减少≥95%；

显效：症状、体征明显改善，证候积分减少≥70%；

有效：症状、体征均有好转，证候积分减少≥30%；

无效：症状、休征均无明显改善，甚或加重，证候积分减少不足30%。

计算公式（尼莫地平法）为：[（治疗前积分—治疗后积分）÷治疗前积分]×100%。

（二）评价方法

神经损伤分级评分、症状分级标准见附表，分别于第一次就诊、第3个月等时点进行评价。

附表　症状分级评分表

1、神经损伤分级、评分标准

症状	1级（轻度，2分）	2级（中度，4分）	3级（重度，6分）	4级（潜在生命危险，8分）
肌力	轻度下肢肌肉乏力，但仍可行走和（或）轻度腱反射亢进或减弱	无法以脚踝和（或）脚趾行走和（或）轻度上肢乏力但仍能完成大多数动作和（或）腱反射亢进或减弱	下肢低垂或足趾无法背屈和（或）近侧上肢无力，完成日常动作困难和（或）行走或从椅中站起需他人扶助	肌肉无力，只能卧床
反射感觉缺失	食指或脚趾感觉缺失或减弱（振动、针刺或冷/热感）	直到脚踝的感觉缺失或减弱（振动、针刺或冷/热感）和（或）手指或脚趾关节失去定位感	直到膝或腕部的感觉缺失或减弱和（或）中度上肢和下肢感觉缺失	四肢和躯体感觉缺失和减弱
感觉异常：烧灼、麻木等	轻度不适，但不需治疗	中度不适；痛觉消失	严重不适	能力丧失
小脑功能失调	轻度共济失调和（或）轮替运动障碍	意向性震颤和（或）语音含糊和（或）眼球震颤	需帮助才能行走和（或）肢体动作不能协调	不能站立

2、症状分级标准

症状	0分	2分	4分	6分
麻木	无	轻度	中度	重度
疼痛	无	轻微疼痛	明显疼痛	严重疼痛
针刺、蚁行等异常感觉	无	轻微	明显	严重
乏力	无	劳累后乏力	活动后乏力	不动也乏力
肢冷	无	手足时有发凉	手足经常发凉	四肢持续发凉
汗出异常	无	轻微异常	明显异常	严重异常

（牵头起草医院：安徽中医药大学第一附属医院）

艾滋病蛇串疮（带状疱疹）中医诊疗方案

蛇串疮（带状疱疹）是因"肝脾湿热，循经蕴肤，兼感邪毒所致"，是艾滋病常见的合并疾病。临床特点：可见于 HIV 感染者各期，多在体虚的基础上发生，皮损严重，疼痛重，病情和年龄、CD_4 高低有明显关联，后遗神经痛多，可反复发作。

一、诊断

（一）疾病诊断

1. 中医诊断标准：参照《中医病证诊断疗效标准》（国家中医药管理局，1994），是以成簇水泡沿身体单侧呈带状分布，排列宛如蛇形，疼痛剧烈为主要表现的疱疹类皮肤病。皮损多为绿豆大小的水疱，簇集成群，疱壁较紧张，基底色红，常单侧分布，排列呈带状。严重者，皮损可表现为出血性，或可见坏疽性损害。皮损发于头面部者，病情往往较重。

2. 西医诊断标准：艾滋病诊断标准参照《艾滋病和艾滋病病毒感染诊断标准》（WS293-2008）、《艾滋病诊疗指南（2011 版）》，有流行病学史，结合抗 HIV 阳性，经 Western Blot 确证试验证实；或仅实验室检查抗 HIV 阳性即可诊断。带状疱疹诊断标准参照《临床诊疗指南·皮肤病与性病分册》（人民卫生出版社，2006），HIV 感染的各期均可见。皮疹多沿单侧皮肤区域分布；沿周围神经分布而排列成带状，开始红斑，继则红斑基础上出现簇集成群的水疱。伴见神经痛，甚至为持续性、严重的疼痛最多。其他并发症包括三叉神经累及导致失明、水痘—带状疱疹病毒性肺炎。Tzanck 检测显示为多核巨细胞和核内包涵体，但不敏感，不能与单纯疱疹病毒区别，除非行病毒分离

（3～5 天）、病毒培养或 FA 染色（1～2 小时）。

（二）证候诊断

1. 皮肤损害期

（1）气虚毒滞证：有明显的疲劳、外感、药物或酒精使用等诱因；或女性月经前后发病。皮损可见红色丘疹，粟粒样大小，簇集成群，基底色红、灼热疼痛，部分形成水疱，恶心干呕，口干，大便硬结，舌红，苔薄白或薄黄，脉弦滑。

（2）湿毒蕴结证：皮损红斑色红，水多而胀大，疱壁紧张，痛如火燎，烦躁易怒，夜寐不安，舌红苔薄黄或黄厚，脉弦、滑数。热重者口干、口苦，小便色黄，大便干结；湿重者或见水疱浑浊破溃，口干不欲饮，身体困重，大便黏滞。

（3）脾虚湿蕴证：皮损红斑，色淡红，疱壁松弛，疱液清亮；或破溃糜烂，隐痛或不明显，口干不欲饮，食少腹胀，大便时溏；舌质淡苔白或白腻，脉沉缓或滑。

2. 皮肤损害消退后期

（1）气滞血瘀证：水疱干涸结痂脱落后，局部刺痛为主，疼痛部位固定不移，伴咽干口苦，舌质暗红或有瘀点，苔薄白，脉弦；兼肝郁者，皮疹消退后，胁肋部胀痛，可向局部放射，或伴头昏目眩、烦躁易怒，脉弦。

（2）阴虚血瘀证：水疱干涸结痂脱落后，皮损处刺痛，夜间尤甚，伴烘热，烦躁，失眠，咽干口燥、口渴欲饮，大便干，舌红或紫暗，少苔，舌边瘀点，脉细。

（3）气虚血瘀证：水疱干涸结痂后，疼痛伴局部麻木感，按压疼痛缓解，伴身倦乏力，少气懒言，或大便溏，舌暗苔白，脉涩无力。

二、治疗

（一）皮肤损害期

1. 气虚毒滞证

治法：扶正祛邪，清热解毒。

推荐方药：小柴胡汤合五味消毒饮加减。

柴胡、黄芩、生姜、人参或黄芪、甘草、野菊花、金银花、蒲公英、紫花地丁、紫背天葵。

热毒重者加连翘、板蓝根。

2. 湿毒蕴结证

治法：清热解毒，利湿止痛。

推荐方药：龙胆泻肝汤加减。

龙胆草、黄芩、栀子、川木通、车前子、当归、生地、柴胡、生大黄、甘草、猪苓。

湿重热轻者，去黄芩、生地，加土茯苓、薏苡仁、茵陈蒿；热重湿轻者加紫草、金银花、紫花地丁、大青叶；血疱者加赤芍、牡丹皮、白茅根。

3. 脾虚湿蕴证

治法：健脾除湿，解毒止痛。

推荐方药：除湿胃苓汤加减。

苍术、白术、厚朴、陈皮、茯苓、猪苓、泽泻、滑石、川木通、栀子、桂枝、甘草。

水疱大而多者加薏苡仁、萆薢、车前子等。

（二）皮肤损害消退后期（神经疼痛）

1. 气滞血瘀证

治法：疏肝化瘀，通络止痛。

病在胸部：柴胡疏肝散合金铃子散加减。

香附、川芎、柴胡、土茯苓、白术、白芍、当归、甘草、炒川楝子、延胡索。

病在小腹：血府逐瘀汤加减。

当归、生地、桃仁、红花、赤芍、枳壳、甘草、柴胡、川芎、川牛膝。

病在额、头部：桃红四物汤合川芎茶调散加减。

桃仁、红花、熟地、川芎、白芍、当归、桔梗、细辛、白芷、薄荷、荆芥、防风、甘草。

2. 阴虚血瘀证

治法：益阴托里，通络止痛。

推荐方药：滋水清肝饮、一贯煎、芍药甘草汤加减。

生地、当归、枸杞、沙参、麦冬、柴胡、白芍、甘草、丹参、川楝子、桃仁、红花。

解毒化瘀散结加半枝莲、山慈菇、夏枯草、龙葵等。

3. 气虚血瘀证

治法：益气托毒化瘀止痛。

推荐方药：补阳还五汤加减。

黄芪、党参、白术、茯神、川芎、当归、地龙、赤芍。

（三）辨证选择口服中成药

根据病情选择应用龙胆泻肝丸、延胡止疼片、小金丸（胶囊）、正清风痛宁、六味地黄丸合归脾丸等。

（四）辨证选择静脉滴注中药注射液

根据患者病情，中医辨证结合辨病选用参芪扶正注射液、生脉注射液、穿琥宁、炎琥宁注射液、重楼皂苷注射液、板蓝根注射液、鱼腥草注射液等肌肉或静脉注射，但是需密切注意输液反应和热源反应。

（五）外治法

雄黄、冰片、枯矾等分，共研细末，凉绿茶水调和如粥状，棉签蘸涂患处，每日 2～3 次，疱疹平复即停止外用药物。

（六）其他疗法

二氧化碳激光扩束照射、YAG 激光、冷激光均可以选用局部照射。

药物洗浴的方法理论上可以使用，但要注意患者接受和浴具的污染问题。

（七）护理调摄

饮食调摄：发病期间不能食用辛辣食物、高脂肪食物，不能饮酒。

皮肤护理：保持局部皮肤清洁，可用淋浴洗澡，但是局部不能搓揉。

三、疗效评价

（一）评价标准

1. 证候疗效评价标准

临床痊愈：皮损全部消退，临床症状消失，无后遗神经痛，证候积分减少≥95%；

显效：皮损大部分消退，临床症状明显减轻，后遗神经痛可以忍受，95%＞证候积分减少≥70%；

有效：皮损部分消退，临床症状有所改善，但神经痛比较严重，需服用药物，70%＞证候积分减少≥30%；

无效：皮损消退不明显，临床症状未减轻或反见恶化，证候积分减少不足 30%。

2. 主要症状体征疗效评价标准

（1）疼痛、灼热感

临床痊愈：完全消失；

显效：评分等级降低 2 级；

有效：评分等级降低 1 级；

无效：评分等级未下降或加重。

（2）红斑

临床痊愈：完全消失。

显效：评分等级降低2级；

有效：评分等级降低1级；

无效：评分等级未下降或加重。

（3）丘疹、水疱

临床痊愈：完全消失；

显效：评分等级降低2级；

有效：评分等级降低1级；

无效：评分等级未下降或加重。

（4）皮损面积

临床痊愈：皮损完全消退，或仅有色素沉着；

显效：100%＞面积缩小≥70%；

有效：70%＞面积缩小≥30%；

无效：治疗一周以上，皮疹面积减少小于30%。

3. 皮肤损害程度判断标准

皮疹面积分值估算方法：使用手掌面积测量法，即患者每个手掌面积为1个记分单位，不足一个手掌面积按照半个记分单位计算。

皮疹形态分值估算方法：

（1）红斑。轻度：红斑色淡红（1分）；中度：红斑色红（2分）；重度：红斑色鲜红（3分）。

（2）丘疹、水疱。轻度：散在水疱，不及红斑面积1/3（1分）；中度：簇集成群，1/3红斑面积≤丘疹水疱面积≤2/3红斑面积（2分）；重度：簇集成群，丘疹水疱面积＞2/3红斑面积（3分）。

病期加权：HIV急性期（2分）；无症状期（1分）；AIDS期（4分）。

（二）评价方法

结合上述评价标准，于第一次就诊，治疗后第 7 天、第 14 天、第 21 天进行评价。

附表 症状、体征分级评分表

项目	症状体征	轻度（1分）	中度（2分）	重度（3分）
主要症状体征	灼/胀/针刺/牵掣痛	轻度疼痛，不影响日常活动、睡眠	疼痛较明显，影响部分日常活动，不影响睡眠	疼痛明显，影响睡眠
	烧灼感	自感轻微灼热	灼热明显，可耐受	灼热明显，不能耐受
	红肿	只有红斑	红斑轻度肿胀	红斑并明显肿胀
	水/脓/血疱	散在水疱，不及红斑面积 1/3	1/3 ≤ 水疱面积 ≤ 2/3 红斑面积	水疱面积 > 2/3 红斑面积
	糜烂	散在点状	散在，片状	成片
	分泌物	可见	明显	渗出多，沿皮肤流动
次要症状体征	乏力	精神不振，气力较差，仍可坚持日常工作及活动	疲乏，全身无力，勉强坚持日常活动	严重疲乏，难以坚持日常生活活动
	发热	37.5℃～37.9℃	38℃～38.9℃	> 39℃
	纳差	稍有减少	减少	明显减少
	口干	口微干	口干少津	口干、时时饮水
	不寐	睡眠不足 4～5 小时/日	睡眠不足 2～3 小时/日，入睡困难	彻夜难眠
	烦躁易怒	心烦偶燥	心烦急躁，易怒	心烦易怒，不能自止
	腹胀	轻度腹胀	时胀时止	腹胀显著
	口苦	略感口苦	口苦食不知味	口苦而涩
	小便赤涩	小便稍黄	小便黄、量少	小便深黄、量少；或小便不畅
	便干	大便干，一日一行	大便秘结，2～3 日一行	大便艰难，数日一行
	便溏	大便不成形，一日一行	大便不成形，一日二行及以上	大便稀薄如水；或含不消化食物残渣

（牵头起草单位：四川省中医药科学院）

艾滋病皮肤瘙痒中医诊疗方案

一、诊断

（一）疾病诊断

1. 中医诊断标准：参照《中医药治疗艾滋病项目临床技术方案（2012版）》。

2. 西医诊断标准：参照《中医外科学》（李曰庆主编，中国中医药出版社，2007年），《艾滋病诊疗指南（2011版）》（中华人民共和国卫生部）。（1）发于被诊断为HIV/AIDS患者。（2）表现为皮肤阵发性瘙痒，可因剧烈搔抓而引起抓痕和血痂，亦可有其他原发性或继发性皮肤损害。（3）患者常因瘙痒剧烈而影响睡眠，伴有头晕、精神不振等症状。

（二）证候诊断

1、血虚风燥证：全身皮肤粗糙，散在抓痕，鳞屑，血痂，剧烈瘙痒，舌质淡，苔薄白或白腻，脉沉细。

2、风热袭表证：皮肤见丘疹，风团，自觉瘙痒，搔抓后皮疹增多，遇热加重，伴心烦口渴，舌质红，苔薄白或薄黄，脉浮。

3、气虚卫外不固证：皮疹瘙痒反复发作，迁延不愈，劳累后痒甚。或伴神疲乏力，舌质淡，苔薄白，脉浮虚。

4、湿热内蕴证：皮肤红色丘疹、水疱，渗液，可糜烂成片，剧烈瘙痒，夜间痒甚，伴口干苦，小便黄，舌质红，苔黄腻，脉弦滑。

二、治疗

艾滋病皮肤瘙痒与常规皮肤疾患相比，具有严重、不典型、难治的特点。

（一）辨证选择口服中药汤剂和中成药

1. 血虚风燥证

治法：养血润燥，祛风止痒。

推荐方药：当归饮子加减。

制首乌、生地黄、黄芪、当归、鸡血藤、防风、荆芥、白芍、白蒺藜、甘草。

推荐中成药：润燥止痒胶囊、润肤丸、当归饮子丸、复方当归注射液、丹参注射液等。

2. 风热袭表证

治法：疏风解表，清热止痒。

推荐方药：消风散加减。

石膏、知母、生地黄、牡丹皮、荆芥、防风、牛蒡子、金银花、苦参、蝉蜕、白鲜皮、甘草。

推荐中成药：银黄解毒颗粒、疏风清热胶囊、柴胡注射液等。

3. 气虚卫外不固证

治法：益气固表，调和营卫。

推荐方药：玉屏风散和桂枝汤加减。

黄芪、白术、防风、当归、制首乌、苦参、桂枝、赤芍、白芍、白蒺藜、白鲜皮、生龙骨、生牡蛎。

推荐中成药：玉屏风颗粒、芪黄颗粒、贞芪颗粒剂、补中益气丸、参芪注射液、参麦注射液等。

4. 湿热内蕴证

治法：清热利湿止痒。

推荐方药：

（1）热重于湿者，龙胆泻肝汤加减。

龙胆草、黄芩、大青叶、板蓝根、茯苓、薏苡仁、苦参、车前草、泽泻、白鲜皮、防风、滑石、甘草。

（2）湿重于热者，萆薢渗湿汤加减。

薏苡仁、萆薢、白术、苍术、黄柏、茯苓、苦参、山药、桑枝、车前草、滑石、泽泻。

推荐中成药：龙胆泻肝胶囊、金银花软胶囊、苦参胶囊、苦参注射液等。

（二）药物外治法

1. 根据病情选择药物洗浴、药物湿敷、膏剂外涂等方法，用于缓解皮肤瘙痒症状。

方法	推荐方药	适应证及注意事项
中药洗浴法	苦参、蛇床子、地肤子、白鲜皮、百部、川椒、艾叶等一味至数味煎水做全身熏洗，每日一剂，也可选用成品药剂如三味清热止痒洗剂、清热止痒洗剂等	适用于瘙痒剧烈，难以忍受，但正气尚足者。洗浴完毕应注意保湿，及时涂抹安抚保护剂
药物湿敷法	可选用三黄洗剂、炉甘石洗剂等进行药物湿敷，每日一到两次	可用于急性、亚急性皮损，注意预防感冒，气温较低时应在空调室内进行治疗
洗剂外擦	三黄洗剂、炉甘石洗剂、参柏洗液、矾冰液等，或含有樟脑、冰片等止痒类药物的水剂，每日两到三次	可用于急性、亚急性皮损
膏剂外擦	青鹏软膏、肤舒止痒膏、樟脑乳膏、除湿止痒软膏、蜈黛软膏等含有杀虫止痒类药物成分的膏剂，若皮损严重者可使用羌月乳膏、丹皮酚软膏等中药膏剂，每日两次	严禁用于皮损有糜烂渗出者，应根据不同皮损选用膏剂，在专科医生的指导下应用

2. 药物敷脐法

不同证型的艾滋病皮肤瘙痒选择不同的药物敷脐。参考方法：

证型	常用药物	方法
血虚风燥证	菟丝子、当归、知母、胡麻仁、茯苓、生地黄、玄参、何首乌、川芎、甘草、麦冬、玉竹、蝉蜕、桃仁	将药物混匀碾碎呈粉末状，加凡士林或者羊毛脂调成糊状，附着在棉垫上，然后用敷料敷贴于肚脐神阙穴处，时间持续到第2日清晨。每晚睡前敷，5天为1个疗程
风热袭表证	乌梢蛇、羌活、防风、白芷、黄芩、连翘、黄连、赤芍、蝉蜕、蜈蚣、地榆	
气虚卫外不固证	黄芪、芍药、桂枝、生姜、大枣	
湿热内蕴证	金银花、牡丹皮、生地黄、车前草、滑石、黄芩、知母、苦参、蝉蜕	

（三）护理调摄

1. 避免过度搔抓，瘙痒剧烈应及时用药或寻求医生帮助。

2. 避免使用碱性和脂溶性洗涤剂，因其可抑制皮脂分泌，使皮肤更干燥，从而加重瘙痒。

3. 忌热水烫洗，烫洗虽解一时之痒，但过后会导致病情加重。

4. 忌滥用药物，首先应明确诊断，根据皮疹的形态选择合适药物。

5. 饮食宜清淡而富有营养，适当食水果，适当补充钙及维生素，以缓解瘙痒。少食辛辣刺激、肥甘厚腻之品。

6. 加强心理疏导及安抚，缓解患者情绪，保证其睡眠，嘱咐患者不可长时间熬夜等。

（四）疗程

以上治疗以两周为一个疗程，根据患者瘙痒情况、皮损改善情况以及中医次证改善情况评定患者疗效。

三、疗效评价

（一）评价标准

临床痊愈：皮损完全消退，EASI 积分值减少 ≥ 95%；

显效：皮损大部分消退，95%＞EASI 积分值减少≥70%；

有效：皮损部分消退，70%＞EASI 积分值减少≥30%；

无效：皮损消退不明显，EASI 积分值减少不足 30%。

计算公式（尼莫地平法）为：[（治疗前积分 – 治疗后积分）÷ 治疗前积分]×100%

（二）评价方法

根据 EASI 评分（皮损面积及严重程度指数评分）法和 VAS 评分（瘙痒程度直观模拟尺评分）法对患者不同部位皮损症状严重程度、所占面积的大小、瘙痒程度进行评分，具体方法如下：

1. EASI 评分法

（1）临床症状的评分：临床表现分为四项，即：红斑（erythema，E）、硬肿（水肿）/丘疹 [induration（edema）/papulation,I]、表皮剥脱（excoriation，Ex）、苔藓化（lichenification，L）。每一临床表现的严重度以 0～3 分计分，0= 无，1= 轻，2= 中，3= 重。各种症状分值之间可记半级分，即 0.5。

（2）临床表现面积大小评分：①将全身分为 4 个部位，即：头/颈（H）、上肢（UL）、躯干（T）、下肢（LL）。上肢包括腋外侧和手，躯干包括腋中部和腹股沟部，下肢包括臀和足部。②皮损面积大小计算用患者手掌为 1% 估算，易于掌握，但在记分时需按中国新九分法换算成所占该部位的比例计分。③皮损面积占各部位面积的比例分值为 0～6，即：0 为无皮疹，1 为＜10%，2 为 10%～19%，3 为 20%～49%，4 为 50%～69%，5 为 70%～89%，6 为 90%～100%。

（3）由于儿童与成人各部位占全身的比例不完全相同，8 岁以上头颈为 10%，上肢 20%，躯干 30%，下肢 40%，而 0～7 岁则头颈 20%，上肢 20%，躯干 30%，下肢 30%。

（4）根据上述各项，如 8 岁以上患者，头/颈部为（E+I+Ex+L）× 面积 ×0.1，上肢为（E+I+Ex+L）× 面积 ×0.2，躯干为（E+I+Ex+L）× 面积

×0.3，下肢为（E+I+Ex+L）×面积×0.4。如0～7岁患儿，则表中头/颈部为（E+I+Ex+L）×面积×0.2，下肢为（E+I+Ex+L）×面积×0.3，其他不变。各部位分值相加即为EASI皮损症状严重程度的总分。

注：E为红斑，I为硬肿（水肿）或丘疹，Ex为表皮剥脱，L为苔藓化

2. VAS评分法

自述瘙痒程度用一个直观模拟标度尺测量，尺子的左端表示无瘙痒，右端表示剧烈瘙痒、无法入睡，中间表示不同程度的瘙痒。尺子的反面有与正面相应的刻度0～10。测定时让患者自己指定瘙痒程度在尺子正面的所在位置，医师则可读取、记录尺子反面的相应刻度，此刻度即为该患者的瘙痒记分。

对瘙痒疗效的判断直接使用VAS评分再按照尼莫地平法计算疗效。

（**牵头起草单位**：湖南中医药大学）

艾滋病药物性肝损伤中医诊疗方案

一、诊断

(一)疾病诊断

艾滋病诊断标准:参照《艾滋病和艾滋病病毒感染诊断标准》(WS293-2008)、《艾滋病诊疗指南(2011版)》。药物性肝损伤诊断标准:参考2007年中华医学会消化病学分会肝胆疾病协作组《急性药物性肝损伤诊治建议(草案)》(1)病史:既往无肝炎病史,急性起病。确诊艾滋病,近期使用过抗病毒药物或其他药物。(2)主要症状:病初可有发热或无发热,随即出现乏力、纳差、恶心、厌油腻、尿黄等症状。注意有无出血倾向,有无神志改变、意识障碍等肝性脑病症状,以排除急性重型肝炎。(3)主要体征:可有全身皮肤及巩膜黄染,肝脏肿大并/或压痛,肝区叩击痛。(4)辅助检查:血清丙氨酸氨基转移酶(ALT)、门冬氨酸氨基转移酶(AST)和/或总胆红素(TBiL)及嗜酸性粒细胞等检测指标升高;甲、乙、丙、丁、戊型肝炎病毒学指标检测阴性;嗜酸细胞计数升高有利于药物性肝损伤确诊。(5)排除对象:本方案所述急性药物性肝损伤不包含急性及亚急性肝衰竭患者。

(二)证候诊断

1. 肝郁脾虚证:胁肋隐痛,乏力,纳差,脘腹胀满,面色萎黄,大便溏泻,舌质淡,体胖,边有齿痕,苔薄白,脉沉、细、弦。

2. 肝胆湿热证:口干苦,恶心,纳呆,脘腹痞满,乏力,或身目微黄,大便不爽,小便黄赤,苔黄腻,脉细数。

3. 气血两亏证:长期疲乏无力,食而无味,面色苍白,形体消瘦,近日纳少乏力加重,舌淡苔白,脉沉细无力。

二、治疗

（一）辨证选择口服中药汤剂或中成药

1. 肝郁脾虚证

治法：疏肝健脾。

推荐方药：柴胡疏肝散加减。

柴胡、川芎、党参、炒白术、茯苓、制香附、炒枳壳、郁金、陈皮、蔻仁。

推荐中成药：逍遥丸、丹栀逍遥丸等。

2. 肝胆湿热证

治法：清利湿热、健脾除湿。

推荐方药：茵陈蒿汤加减。

茵陈、茯苓、大黄、炒薏苡仁、白术、苍术、车前子。

推荐中成药：茵栀黄制剂、护肝宁等。

3. 气血两亏证

治法：气血双补。

推荐方药：香砂六君子汤加减。

党参、炒白术、当归、熟地、桑椹、枸杞子、茯苓、陈皮、木香、砂仁。

推荐中成药：参芪肝康等。

（二）保肝降酶中药提取物

临床常用的有：复方甘草酸苷胶囊、降酶灵胶囊、水飞蓟宾胶囊、垂盆草冲剂等。

（三）特色治疗

1. 中药保留灌肠

治法：通腑泻浊，凉血解毒。

用于黄疸明显，消退缓慢，大便秘结不通者。

推荐药物：承气类方药灌肠1～2次，顾护胃气不宜多用。

2. 根据中医经络学说及病情需要，辨证取穴常用足三里、肝俞、脾俞等，采用艾灸疗法、穴位贴敷、耳穴压豆等疗法，减轻临床不适。

（四）其他疗法

根据病情需要，可选用生物信息红外肝病治疗仪等理疗。

（五）护理调摄

1. 情志护理：针对患者存在的沮丧、紧张、忧虑、悲观、焦虑不安等不良情志，因势利导，改善患者情绪，解除顾虑和烦恼，增强患者战胜疾病的信心。

2. 饮食护理：忌饮酒，忌生冷、油腻、辛辣刺激性食物。饮食宜清淡、营养丰富、易消化、易吸收的食物为主，少食多餐，食勿过饱。

3. 生活护理：注意起居有时、寒温适度、劳逸得当、生活有节。急性期以卧床休息为主。待黄疸消退，肝功生化指标好转时，逐步开始轻度活动，但以不疲劳为原则。

药物肝损伤如与嗜肝病毒感染重叠时，建议采用特效治疗，本方案保肝降酶治疗可作为辅助措施。药物性肝损伤有较高的慢性化概率；使用本方案，每次复诊，可根据肝功、症状做必要治疗调整；肝功能正常3个月后，方可停药观察。

三、疗效评价

（一）评价标准

1. 中医证候疗效评价：

根据症状体征积分法，疗效等级分为有效、无效。

有效：临床症状体征改善明显，总积分下降≥2/3；

无效：临床症状体征无改善或加重，总积分不下降，或增加。

2. 肝功能生化指标：

通过 ALT、AST、TBiL 的变化评价肝功能的改善情况。

临床治愈：肝功能恢复正常。

显效：ALT、AST、TBiL 均较病程中的最高值下降 70%，且 ALT、AST ＜ 2 倍正常值，TBiL ＜ 3 倍正常值。

有效：ALT、AST、TBiL 均较病程中的最高值下降，但不能达到显效指标者。

无效：ALT、AST、TBiL 中有任何一项仍处于病程中最高值。

（二）评价方法

1. 每周由医务人员对主要症状及主要体征进行动态评分，记录其变化情况，并参照尼莫地平法 [证候积分改善程度 =（治疗前证候积分—治疗后证候积分）/ 治疗前证候积分 ×100%] 进行疗效评价。

2. 每周复查肝功能，病情稳定后可每月复查，参照本方案提供的疗效评价方法对肝功能改善情况进行判断。

附表　症状分级评分表

症状	轻（1分）	中（2分）	重（3分）
疲乏	精神不振，尚能从事体力活动	精神疲倦，四肢无力，勉强从事日常活动	精神极度疲倦，不能从事日常活动
脘腹胀满	腹部胀满感明显	腹部轻微胀满感，但不影响日常活动	腹部轻微胀满感，可影响日常活动
纳呆	食欲欠佳，每日进食常量的 2/3	食欲不振，每日进食常量的 1/2	无食欲，每日进食常量的 1/3
大便溏泻	大便次数 2～3 次/日	大便次数 4～5 次/日，可伴轻微脱水	大便次数 ＞ 5 次/日，伴明显脱水
口干苦	轻微	比较明显	明显
恶心	偶尔出现	频繁出现，时发时止	较长时间的持续出现
胁痛	微痛，偶发	疼痛明显，频发	疼痛剧烈，持续发作
脘腹痞满	偶尔出现，轻微胃脘痞闷感	频繁出现，时发时止	较长时间的持续出现

（牵头起草单位：首都医科大学附属北京地坛医院）

艾滋病免疫重建不良中医诊疗方案

一、诊断

（一）疾病诊断

1. 艾滋病诊断标准：参照《艾滋病和艾滋病病毒感染诊断标准》（WS293-2008）、《艾滋病诊疗指南（2011版）》，有流行病学史，结合抗HIV阳性，经Western Blot确证试验证实，或仅实验室检查抗HIV阳性即可诊断。

2. 免疫重建不良标准：参照2014年美国DHHS《艾滋病抗病毒治疗指南》，经过一段时间高效抗反转录病毒治疗（highly active antiretroviral therapy，HAART）后（如4～7年），CD_4^+T淋巴细胞计数未超过特定值（如＞350 cells/μL 或 500 cells/μL），或在指定时间段内，CD_4^+T淋巴细胞计数增量未超过特定值（如＞50 cells/μL 或 100 cells/μL），且HIV RNA低于检测线。

（二）证候诊断

1. 痰瘀互结证：瘰疬，肢体麻木，皮肤瘙痒，胸闷，咳嗽，恶心，舌质暗，有瘀斑，苔腻，脉弦滑。

2. 气虚血瘀证：面色淡白或晦滞，身倦乏力，气少懒言，肌肉关节痛、疼痛如刺，痛处不移，拒按，舌淡暗或有紫斑，脉沉涩。

3. 湿热内蕴证：身重疲乏，头重如裹，纳呆，胸脘痞满、不思饮食、大便黏腻不爽、小便不利或黄赤，口干口苦，舌苔垢腻，脉濡数或细数。

4. 脾肾亏虚证：面色苍白，乏力，下利清谷或久泻滑脱或五更泄泻，腰膝酸软，形寒肢冷，舌淡胖，苔白滑，脉沉细。

二、治疗

（一）辨证选择口服中药汤剂或中成药

1. 痰瘀互结证

治法：健脾化痰，活血化瘀。

推荐方药：涤痰汤合失笑散加减。

陈皮、茯苓、白术、半夏、蒲黄、五灵脂、当归、红花、白芥子、昆布、海藻。

推荐中成药：二陈丸、内消瘰疬丸、血府逐瘀丸（胶囊）等。

2. 气虚血瘀证

治法：健脾益气，活血化瘀。

推荐方药：补中益气汤合血府逐瘀汤加减。

黄芪、人参、升麻、柴胡、白术、当归、桃仁、红花、生地黄、川芎、赤芍、牛膝、桔梗、枳壳、甘草、橘皮。

推荐中成药：补中益气丸，血府逐瘀口服液或胶囊等。

3. 湿热内蕴证

治法：健脾化湿，清热解毒。

推荐方药：三仁汤、藿朴夏苓汤加减。

藿香、白蔻仁、杏仁、薏苡仁、厚朴、滑石、半夏、茯苓、泽泻。

推荐中成药：甘露消毒丹、藿香正气丸等。

4. 脾肾亏虚证

治法：健脾益气，温阳补肾。

推荐方药：金匮肾气丸加减。

熟地黄、山茱萸、泽泻、肉桂、丹皮、山药、茯苓、白术、党参、桔梗、薏苡仁、淫羊藿、巴戟天。

可酌加鹿角霜、阿胶、紫河车[①]等血肉有情之品以培补元气。

推荐中成药：金匮肾气丸等。

（二）其他疗法

1. 耳穴压豆

取穴：交感、神门、肺、肝、肾穴，用补法。

方法：用耳贴王不留行籽压穴。每次取 4～5 穴，两耳交替，3 天换药 1 次，5 次为 1 个疗程，共 1～4 个疗程，适合脾虚、肾虚等的辅助治疗。

2. 艾灸

取穴：（1）足三里、肺俞、膏肓、膈俞穴；（2）神阙、关元、气海、命门、肾俞穴、三阴交。

方法：将点燃的艾条悬于所需施灸的穴位上，距离皮肤约 3 厘米，灸至皮肤温热发红，有温热感为宜。一般每穴灸 10 分钟左右即可，适合脾肾阳虚证的辅助治疗。

（三）内科基础治疗

继续当前 HAART 方案，条件允许下可以更换药物，如使用蛋白酶抑制剂克立芝等。

（四）护理调摄

1. 心理疏导。对患者进行艾滋病相关治疗知识宣教，使其认识到艾滋病是可以治疗的慢性疾病，只要认真服药、保证依从性，可以达到控制疾病、延长生命的效果。同时开展常见的心理问题的自我认知、自我调适的宣教，提高其对长期治疗的依从性。

2. 避风寒，宜保暖。教育患者根据自己身体状况、季节特点等，做好养生、防病，及时增减衣物，预防感冒等。

[①]《中华人民共和国药典》2020 年版，紫河车未被收录，此处仅供参考。

三、疗效评价

（一）评价标准

（1）免疫学指标标准，参照《中医药治疗HIV/AIDS疗效评价分期标准及评价指标体系（修订草案）》（艾滋病中医药治疗手册，中医古籍出版社，2014）。

有效：治疗前后CD_4^+T淋巴细胞计数上升50个$/mm^3$或30%以上；

无效：下降50个$/mm^3$或30%以上；

稳定：上升或下降达不到50个$/mm^3$或30%。

（2）证候疗效判定标准，参照《中药新药临床研究指导原则（试行）》（中国医药科技出版社，2002）制定。

显效：症状、体征明显改善，证候积分减少≥70%；

有效：症状、体征均有好转，证候积分减少≥30%；

无效：症状、体征均无明显改善，甚或加重，证候积分减少不足30%。

计算公式（尼莫地平法）为：[（治疗前积分—治疗后积分）÷治疗前积分]×100%。

（二）评价方法

主要从上述两个方面进行评价，以免疫学指标为主要疗效指标，分别于第一次就诊、第3个月、第6个月、第12个月等时点进行评价。

附表　症状、体征分级评分表

症状体征	轻（1分）	中（2分）	重（3）
乏力	劳则即乏	动则即乏	不动亦乏
气短	活动后气短	稍动即气短	不动即气喘
咳嗽	偶尔	经常	持续
神疲	精神不振	精神疲倦，勉强坚持日常生活	精神萎靡不振，不能坚持日常活动
面色少华	淡白	淡白无华	苍白或萎黄
身体困重	稍觉困重，不影响活动	困重较明显，活动减少	困重明显，不欲活动
纳呆	没有食欲，但保持原饭量	无食欲，饭量比病前减少1/3	饭量减少2/3以上
腰膝酸软	腰膝酸软较轻	腰膝酸软时而作痛	腰膝酸软经常作痛
皮肤瘙痒	偶尔瘙痒，不用药，不影响工作学习生活	阵发性瘙痒，时轻时重，影响睡眠工作学习生活，需用药	剧烈瘙痒，严重影响睡眠工作学习生活
肢体麻木	偶有麻木，程度轻微	持续麻木，尚可忍受	持续麻木，难以忍受
泄泻	轻度，每日3～4次	中度，每日5～10次	重度，每日10次以上

（**牵头起草单位**：广西中医药大学附属瑞康医院）

HIV感染者中医诊疗方案

一、诊断

（一）疾病诊断

西医诊断标准：参照《艾滋病诊疗指南》（中华医学会感染病学分会艾滋病学组，2011年）。有流行病学史，结合HIV抗体阳性即可诊断，或国家指定实验室检查HIV抗体阳性即可诊断，纳入方案者CD_4^+T淋巴细胞计数应在350个/μL以上。

（二）证候诊断

1. 脾气亏虚证：食少，腹胀，大便溏薄，神疲体倦，乏力，气短，自汗，体重减轻，逐渐消瘦，面色萎黄，舌质淡，舌体胖大或有齿痕，苔白，脉细弱。

2. 气阴两虚证：少气，懒言，神疲，乏力，自汗，盗汗，动则加剧，或伴口干咽燥，五心烦热，身体消瘦，体重减轻；或见干咳少痰，或见腰膝酸软；舌体瘦薄，舌质淡，苔少，脉虚细数无力。

3. 湿热壅滞证：纳呆，脘痞，便溏不爽，头晕昏沉，胸闷，口渴不欲多饮，口黏，肢体困倦；或女子带下黏稠味臭；舌质红，苔厚腻，或黄腻，或黄白相兼，脉濡数或滑数。

二、治疗

（一）辨证选择口服中药汤剂或中成药

1. 脾气亏虚证

治法：益气健脾、扶正固本。

推荐方药：参苓白术散加减。

人参、白术、茯苓、甘草、黄芪、白扁豆、厚朴、陈皮、砂仁、淫羊藿、巴戟天、生姜、大枣。

推荐中成药：补中益气颗粒（丸）、参苓白术丸、益艾康胶囊等。

2. 气阴两虚证

治法：益气养阴、扶正固本。

推荐方药：参芪地黄汤加减。

人参、黄芪、山药、茯苓、五味子、天花粉、沙参、麦冬、生地黄、杜仲、山药、熟地黄、甘草。

推荐中成药：参芪地黄丸、生脉片（胶囊）、参麦颗粒等。

3. 湿热壅滞证

治法：清热祛湿、通利化浊。

推荐方药：三仁汤或藿朴夏苓汤加减。

杏仁、白豆蔻、薏苡仁、滑石、通草、淡竹叶、半夏、厚朴、藿香、茯苓、猪苓、泽泻、淡豆豉。

推荐中成药：甘露消毒丸、唐草片等。

（二）艾灸治疗

适应证：适用于治疗脾气亏虚证患者。

选穴：关元、神阙、足三里。

取穴：关元，在下腹部，前正中线上，当脐中下3寸。神阙，位于脐正中。足三里，在小腿前外侧，当犊鼻下3寸，距胫骨前缘一横指（中指）。

操作方法：艾条灸，每穴每次10～15分钟，一周为一疗程，连续使用2～4个疗程。

注意事项：控制距离，防止烫伤。

（三）穴位贴敷

根据患者的不同证型选择适宜的穴位进行贴敷，每天一次，每次2个小时，一个疗程 7 天，如脾气亏虚可贴敷神阙穴。

注意事项：控制贴敷时间，防止过敏。

（四）护理调摄

1. 生活起居：注意性生活安全，防止交叉感染。在日常生活中，防止共用可能被污染的物品，如牙签、牙刷、剃须刀、注射器等。适度劳作，勿过劳。

2. 饮食调理：均衡饮食。

3. 情志调摄：指导患者及家属建立战胜疾病的信心，配合治疗。

4. 健康教育：广泛宣传艾滋病的预防知识，使患者及家属了解艾滋病的传播途径及危害，以采取自我防护措施。嘱患者每 3～6 个月做一次临床及免疫学检查，出现症状，随时就诊，及早治疗。

三、疗效评价

（一）评价标准

参照《中药新药临床研究指导原则（试行）》（中国医药科技出版社，2002）和《中医药治疗 HIV/AIDS 疗效评价分期标准及评价指标体系（修订草案）》（艾滋病中医药治疗手册，中医古籍出版社，2014）。

1. 中医证候疗效评价标准

临床痊愈：中医临床症状、体征消失或基本消失，证候积分减少≥95%；

显效：中医临床症状、体征明显改善，证候积分减少≥70%；

有效：中医临床症状、体征均有好转，证候积分减少≥30%；

无效：中医临床症状、体征均无明显改善，甚或加重，证候积分减少不足 30%。

计算公式（尼莫地平法）为：[（治疗前积分－治疗后积分）÷治疗前积分]×100%。

2. 症状疗效判定标准

临床控制：疗程结束时，症状消失；

显效：疗程结束时，症状分级减少 2 级；

有效：疗程结束时，症状分级减少 1 级；

无效：达不到上述标准者。

3. 病毒学指标

有效：治疗前后 HIV 病毒载量下降 1 log/mL 以上；

无效：升高 1 log/mL 以上；

稳定：上升或下降达不到 1 log/mL。

4. 免疫学指标

有效：治疗前后 CD_4^+T 淋巴细胞计数上升 50 个 /μL 或 30% 以上；

无效：下降 50 个 /μL 或 30% 以上；

稳定：上升或下降达不到 50 个 /μL 或 30%。

（二）评价方法

证候疗效判定按照中医证候积分量表进行积分评价，症状疗效评价按照主要症状积分进行评价，健康和生存质量的评价标准采用国际或国内公认的生存质量评价标准，如世界卫生组织 HIV 生存质量量表（WHOQOL-HIV）、世界卫生组织 HIV 生存质量测量简表（WHOQOL-HIV-BREF）、卡洛夫斯基行为状态量表（Karnofsky Performance Status，KPS）、世界卫生组织生活质量量表（WHOQOL-100）等，评价时点为第一次就诊、第 3 个月、第 6 个月、第 12 个月等。

附表 症状、体征分级评分表

1. 主要症状积分方法（0、2、4、6 积分法）

症状	0 分	2 分	4 分	6 分
发热	无	经常发热，最高 T ≤ 37.9℃	时常发热，最高 T38.0～38.5℃	反复发热，最高 T ≥ 38.6℃
咳嗽	无	偶尔，不影响日常生活	经常，对日常生活有一定影响	持续，严重影响日常生活
乏力	无	精神不振，尚能从事体力活动	精神疲倦，四肢乏力，勉强从事日常活动	精神极度疲乏，周身无力，不能从事日常活动
纳呆	无	食欲较差，食量减少 1/3	食欲不佳，食量减少 1/2	终日不想进食，食量减少 2/3 以上
腹泻	无	偶尔，2～3 次/日，不影响生活	经常，2～4 次/日，未超过 1 个月	持续，4 次/日以上，超过一个月
呕吐	无	能忍受，不治可自行好转	食后即吐，难以进食	剧烈，甚至呕吐黄水

2. 次要症状积分方法（0、1、2、3 积分法）

症状	0 分	1 分	2 分	3 分
气短（胸闷）	无	活动后发作	稍动则甚	静息时就有发作
恶心	无	偶尔，不影响饮食	经常，自觉恶心，不愿进食	恶心厉害，难以进食
自汗	无	平素皮肤微潮，稍动更甚	平素皮肤潮湿，动则汗出	稍动则汗出，如水渍状
盗汗	无	汗量不多或为偶见	汗量较多，衣被潮湿	汗量极多，湿透衣被，屡屡出现
头痛	无	偶尔，时间较短，可自止	时有发作，持续时间较长，但可忍受	发作频频，痛不可忍
脱发	无	头发脱落较多	无其他原因，头发成片脱落	头发大面积脱落，无再生迹象
胸痛	无	偶尔，不影响生活	经常，影响日常生活	持续，严重影响日常生活
腹痛/腹胀	无	偶尔，无其他原因	时有发生，无其他原因	经常发生，难以忍受
肌肉痛/关节痛/腰痛	无	偶尔酸痛，无其他原因	时有发作，活动不便	经常发作，不能忍受
皮肤瘙痒	无	偶尔，可以忍受	时有发作，影响生活	持续不解，难以忍受
月经失常	无异常表现	按时而至，痛可忍受	经来不定，时有疼痛，夹有血块	经来不定，痛不可忍，夹有大量暗紫血块

3. 主要体征积分法（0、2、4、6积分法）

体征	0分	2分	4分	6分
皮疹	无	局部发生，持续时间较短	多处发生，时间不超过一个月	全身泛发迁延不愈，时间超过一个月
黏膜溃疡	无	有2处以下小面积溃疡	3～5处溃疡	有6处以上或是大面积溃疡
口糜	无	舌面布有白霉	口腔舌面均有白霉	口腔舌面满布白色腐糜
疱疹	无	局部发生，治疗后即愈	多处疱疹，治疗困难	反复发生，疼痛难忍，病程迁延
卡波西肉瘤	无	有1处	有2～3处	有4处以上
淋巴结肿大	无	1处以上肿大，大于0.5cm	2处以上肿大，大于1cm	多处肿大，大于2cm

（牵头起草单位：河南中医学院第一附属医院）